国医大师李今庸医学丛书

李今庸金匮要略

释义

李今庸 / 编著

中国中医药出版社

· 北京 ·

图书在版编目（CIP）数据

李今庸金匮要略释义 / 李今庸编著. —北京：
中国中医药出版社，2015.1
（国医大师李今庸医学丛书）
ISBN 978 - 7 - 5132 - 1993 - 8

Ⅰ.①李…　Ⅱ.①李…　Ⅲ.①《金匮要略方论》—注释
Ⅳ.①R222.32

中国版本图书馆 CIP 数据核字（2014）第 189689 号

中 国 中 医 药 出 版 社 出 版
北京市朝阳区北三环东路 28 号易亨大厦 16 层
邮政编码　100013
传真　010 64405750
廊坊市三友印务装订有限公司印刷
各地新华书店经销
＊
开本 880×1230　1/32　印张 9.75　彩插 0.5　字数 221 千字
2015 年 1 月第 1 版　2015 年 1 月第 1 次印刷
书　号　ISBN 978 - 7 - 5132 - 1993 - 8
＊
定价　30.00 元
网址　www.cptcm.com

如有印装质量问题请与本社出版部调换
版权专有　侵权必究
社长热线　010 64405720
购书热线　010 64065415　010 64065413
微信服务号　zgzyycbs
书店网址　csln.net/qksd/
官方微博　http://e.weibo.com/cptcm
淘宝天猫网址　http://zgzyycbs.tmall.com

内容提要

　　《金匮要略》，东汉伟大医家张仲景所撰，是我国现存中医学重要文献之一。它综合《内经》《难经》医学理论，博采众方，参以己见，全面论述了中医学"杂病"脉证并治，是一部完整的理法方药悉具的始祖"方书"，它集中体现了中医学"辨证论治"精髓，故千百年来一直被奉为中医学经典必读之本。

　　《李今庸金匮要略释义》一书，原为当代著名中医学家李今庸教授1963年主编的全国中医学院第二版统编教材《金匮要略讲义》。该讲义对《金匮要略》原文作了整理分段，适加校勘词解，以通俗语言作了阐释讲解；且每篇篇首均有提示，篇末有结语，提钢挈领，便于领会。

　　由于该讲义言简意赅，"没有一句废话"，故自出版以来，深受同行及广大读者的赞誉和喜爱，它虽历经50余年，但其影响力仍经久不衰。今应广大读者要求，再予重新刊印，并对其中存在的有未释疑难之处给予适当的说明和解释，同时对书中遗漏掉的经方和附方也给予补充。

　　此书可供各中医药大学、专科院校师生，广大西医学习中医者，中医学爱好者学习、参考之用。

出版说明

　　李今庸先生是我国当代著名的中医学家，他精通中医经典，曾先后长期讲授过《黄帝内经》《金匮要略》《难经》等中医经典课程，在中医界享有盛誉。

　　本书原名《金匮要略讲义》，是李今庸先生在 1963 年主持编写的全国中医学院统编第二版试用教材。本《讲义》历经 50 年，影响广泛。现根据需要，对书中的某些内容给予适当修订，并更名为《李今庸金匮要略释义》重新刊印发行。本次出版，由李琳在原书基础上加以整理修订。本书可供广大中医工作者及西医学习中医者、中医药院校学生学习参考使用。

作者简介

李今庸（1925—），湖北省枣阳市人，当代著名中医学家、国医大师，现任湖北中医药大学资深教授。临床医疗上，通晓中医内、外、妇、儿及五官各科，尤以治疗内科、妇科疾病见长。 1957 年春调至湖北省中医进修学校（湖北中医药大学前身）任教，先后长期讲授过《黄帝内经》《金匮要略》《难经》及《中医基础学》等。擅长综合运用中医学、校勘学、训诂学、音韵学、古文字学、方言学、历史学、考古学以及避讳等方面的知识，对古代中医药文献及其理论知识进行系统整理。独撰著作有《读医心得》《读古医书随笔》《李今庸临床经验辑要》《金匮要略讲解》《古医书研究》《中国百年百名中医临床家丛书·李今庸》《舌耕馀话》《李今庸医案医论精华》《李今庸讲中医经典》《古籍录语》等；主编有《新编黄帝内经纲目》《金匮要略讲义》《湖北医学史稿》《奇治外用方》《内经选读》《中医学辩证法简论》等；还发表了《中医药学应以东方文化的面貌走向现代化》《试论我国"天人合一"思想的产生及中医药文化的思想特征》等上百篇论文。1991 年起享受首批国务院政府特殊津贴。为首批全国老中医药专家学术经验继承工作指导老师，2006 年获此项继承工作"突出贡献奖"。2013 年 1 月被确定为国家首批老中医药专家中医药传承博士后合作导师。

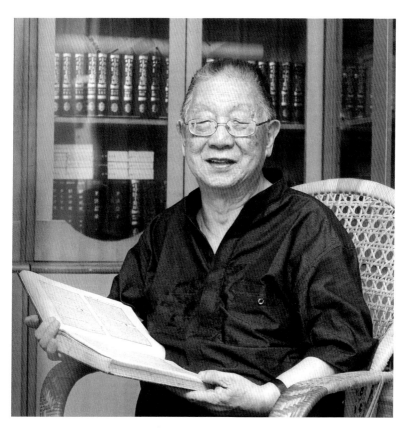

李今庸教授近照

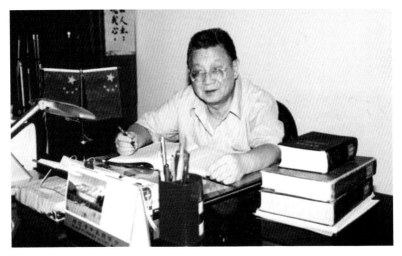

李今庸教授在湖北省中医药学会工作

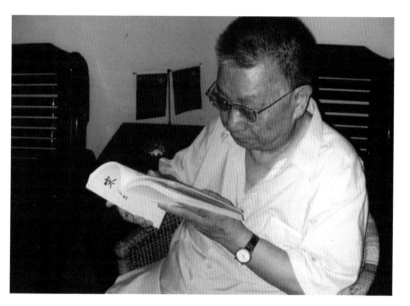

李今庸教授在研读史书

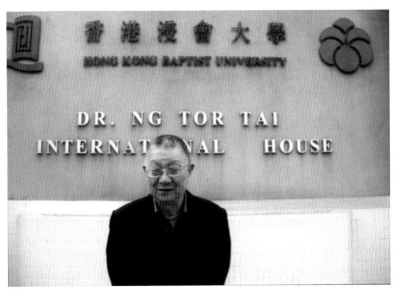

李今庸教授在香港浸会大学讲学期间留影

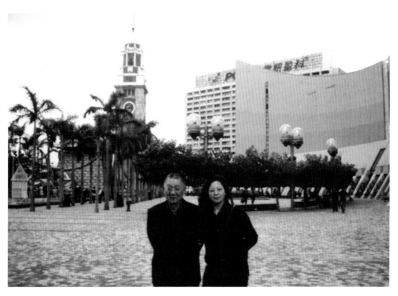

李今庸教授在香港讲学期间与女儿李琳合影

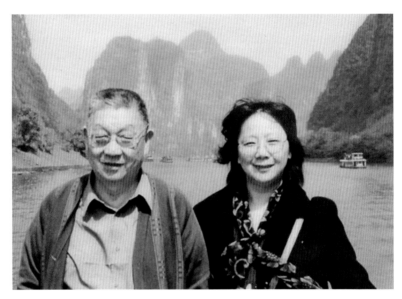

李今庸教授与女儿李琳在桂林合影

富於筆墨窮於命

老去鬚眉壯在心

李今庸書
乙卯初冬

李今庸教授手书

李今庸教授，男，1925年生，湖北省枣阳市人。曾任《中国大百科全书》传统医学卷编辑委员会委员，《中华本草》编辑委员会委员，国家中医药管理局重大中医药科学技术成果评审委员会委员，中华中医药学会第一届理事、第二届常务理事、第三届顾问及终身理事，全国李时珍学术研究会名誉会长，湖北省政治协商会议第四届委员及第五、第六、第七届常务委员暨教科文卫体委员会副主任，湖北省科学技术协会第二届委员及第三、第四届常务委员，湖北省老科技工作者协会第二、第三届副理事长等职务。现任湖北中医药大学资深教授，并兼任中国中医科学院研究生部客座教授，长春中医药大学客座教授，《新中医》顾问，《中医药学刊》顾问，中华中医药学会终身理事，全国李时珍学术研究会名誉主委，全国类风湿关节炎医疗中心网络及协作委员会高级顾问，文化部、国家中医药管理局《中华医藏》专家委员会委员等职。1991年获国务院政府特殊津贴，1999年获中华中医学会颁发的"国医楷模"奖，2002年获"中医药学术最高成就奖"，2006年获中华中医药学会"中医药传承特别贡献奖"。先后参加了"全国科学大会"等最具影响力的会议四次，并都集体受到了中央首长的接见和合影留念。

李今庸教授先后在各地中医刊物和有关杂志

上发表学术论文上百篇；出版和刊印的学术专著有《读医心得》《读古医书随笔》《金匮要略讲解》《金匮要略讲稿》《内经选读》《黄帝内经索引》《新编黄帝内经纲目》《中医辩证法简论》《湖北医学史稿》《奇治外用方》《论中医药学发展方向》《李今庸临床经验辑要》《中国百年百名中医临床家丛书·李今庸》《古医书研究》《舌耕馀话》《李今庸医案医论精华》《中华自然疗法图解》《古籍录语》《文字教育中医药文化有关资料选编》《中医药文化有关资料选编》（第 1～5 编）等 20 多部。

其中，《中国百年百名中医临床家丛书·李今庸》《古医书研究》《舌耕馀话》《李今庸医案医论精华》系近年来新版的独撰专著，另有集数十年心血的学术专著《金匮要略研究》和《黄帝内经研究》两部即将出版，表明李今庸教授在 75 岁以后仍然勤奋不已，耕读不辍。这在我国老一辈中医药专家里，是极其少有的。

"舌耕经典勤梳爬。"这是李今庸对自己 55 年《金匮要略》《黄帝内经》教学生涯的真实写照。《黄帝内经》研究领域中"北有任应秋，南有李今庸"的美谈，使《黄帝内经》研究同仁深深感受到李老是名副其实的"内经王"。其实，李老也是"金匮王"。

1. 主编《金匮要略》教材

早在湖北中医学院创办之初的 1958 年，李老率先在湖北中医学院筹建了金匮教研组，任组长，为《金匮要略》的教、医、研奠定了组织基础。随即开始独立编写《金匮讲义》（内部油印），在湖北中医学院 58、59 级及第二届西学中班上使用，取得较好教学效果。由于该讲义在卫生部中医司及部分中医院校产生了很好的影响，故李老于1962年得以参加卫生部在庐山召开的"全国中医学院第二版试用教材会议"。1963年，李老代理湖北中医学院已故副院长、湖北近代学者蒋笠庵先生主编了全国中医学院第二版统编教材之一的《金匮要略讲义》，供全国中医学院本科教学使用。上述自编的《金匮讲义》在内容、体例上成为该教材的基础与蓝本。50多年过去了，不少《金匮要略》研究同仁仍赞誉它言简意赅，"没有一句废话"，故依然是各版《金匮要略》教材及其参考书的蓝本。1973年，由于"复课"的需要，应上海人民出版社之邀，李老将《金匮要略讲义》稍作修润，定名为《金匮要略释义》，并于当年出版。1987年，又在《释义》基础上编著全国光明中医函授大学教材《金匮要略讲解》（光明日报出版社出版）。万事开头难，上述教材为中医院校的本科教育、函授教育以及"文革"中的"大普"教育解了燃眉之急，奠定了良好基础，可以说开创了中医院校多种层次《金匮要略》教学之先河。

2. 讲授《金匮要略》课程

编教材的目的是为教学服务。李老1959年为第二届高级西医离职学习中医班，1960年为湖北中医学院58级学生讲授《金匮要略》课程。1963年《金匮要略讲义》的出版发行，为全国中医院校普遍正式开设《金匮要略》课积累了丰富经验。恢复高考不久的1979年，李老即为中国中医研究院研究生班讲授《金匮要略》课。1980年再次到中国中医研究院，还到北京中医学院为研究生班讲授《金匮要略》课。1981年三到中国中医研究院，再次到北京中医学院为研究生班讲授《金匮要略》课。1984年四到中国中医研究院，三到北京中医学院，首次到河北省跨世纪名中医研究班为学员们讲授《金匮要略》课。

听过李老讲授《金匮要略》课的人中，如今已有许多都成为了《金匮》学科的骨干、顶梁柱、带头人。他们当中有的成为了新版《高等中医药类规划教材教与学参考丛书·金匮要略选读》及七年制首版教材《金匮要略》的主编，还主审了五年制七版教材《金匮要略讲义》（人卫系列）；有的成为了《中国医药学报》副总编，并成为香港浸会大学的教授等，这些典型代表主要从事的就是《金匮要略》教学工作。

3. 考证、完善《金匮要略》教材

几十年来，李老对《金匮要略》教材中争议较大的条文，症状、病名、脉象、病机、病位、方剂等，以五版教材为主，兼及部分《金匮要略》论著，进行了大量考证。这主要体现在李老所发表的多篇《金匮要略》研究论文，尤其是所著《古医书研究》。七年制首版教材《金匮要略》的主编曾在编委会上强调把其作为重要参考书目。《古医书研究》对《金匮要略》的12个篇章的18条、14方进行了大量的翔实考证。

李老首先指出了《金匮要略》教材建设的四个严重弊病，即望文生义、随文敷衍、牵强附会及妄改原文。

李老认为，根据马克思主义原理，"讨论任何一个问题，都应该让资料来讲话，研究古文献内容尤其要这样"。"阅读任何一部古典医学著作，都首先应该忠实其原文，认识其本义，并进而给以发扬或批判，因而首要的任务就只能是暴露其本来面貌，如以别的东西来掩盖或改变其本义，是不恰当的。""在一定历史时期内的文化艺术（包括语言文字），有一定历史时期的特点。用汉唐时代的文献来研究《金匮要略》……是比较可靠的。"除汉以前的《黄帝内经》《神农本草经》《五十二病方》外，李老所引以汉、唐时期为主的工具书、名著多达 70 余种 360 余次。如《说文》《广雅》《玉篇》《广韵》《集韵》《尔雅》《方言》《释名》《龙龛手镜》《国语》《急就篇》《脉经》《千金要方》《千金翼方》《外台秘要》《诸病源候论》《汉书》《后汉书》《周礼》《淮南子》《文选》《针灸甲乙经》及《春秋》（三传）、《楚辞》、《列子》等。

对痉病的"其脉如蛇"症，李老将"病者身热足寒，颈项强急……痉病也，发其汗已，其脉如蛇（一云'其脉浛浛'）"及"暴腹胀大者，为欲解，脉如故，反伏弦者，痉"两条，理顺为"病者身热足寒……痉病也"及"痉病发其汗已，其脉浛浛如蛇暴者，为欲解；腹胀大如故，脉反伏弦者，必痉"。前者为痉病主证，后者的"其脉浛浛如蛇暴"者，谓"其脉缓懈无力而纵弛显见"。引用文献达 70 余种次之多，可谓解千古之疑团。

他如考证历节病的"身体魁羸"为"骨节磋跌"即今之"骨节变形"；虚劳病"酸削不能行"为"疼痛难以坚持正常行走"；胸痹病的"缓急"为筋脉"缓纵不收"及"拘急不伸"；气利证为"止有'气'而毫无粪便也"等。葶苈大枣泻肺汤所主之"肺痈"为"肺壅"，并举 17 岁某女患急性肾炎，证见恶寒、发热、咳嗽、气粗、全身浮肿及苔白、脉浮，经用小青龙汤加葶苈子而愈来佐证之。《消渴小便利淋病》篇之"小便利"准确无误，不当妄加一"不"而成"小便不利"；《虚劳病》等篇的"弦则为减""减则为寒"之"减"当读为"紧"；水气病的"寸口脉浮而迟""趺阳脉浮而数"，其"浮而数"即"浮而小"，与"浮而迟"同义，此条中的"名曰沉""名曰伏"则分别言"寸口脉"及"趺阳脉"之病机；腹满病"两胠疼痛"之"胠"为"脚"之省文；衄血者的"额上"之"额"为"头角"即"两额"；癫狂病之"邪哭"为"邪人"；"阴气衰者为癫，阳气衰者为狂"之"衰"为"襄"，即"重叠"之义；"三焦竭部"之"竭"当为"遏"之借字；气分证"阳前通""阴前通"之"前"乃"剪"之本字；"淋秘"之"淋"本字为"癃"字，为后汉人避殇帝刘隆之讳而改"癃"为"淋"等。《虚劳病》篇"夫失精家，少腹弦急……为清谷、亡血、失精。脉得诸芤动微紧，男子失精，女子梦交，桂枝（加）龙骨牡蛎汤主之"条当一分为二："从'夫失精家'句起，至'为清谷、亡血、失精'句止，和后文'天雄散方'为一条，是论述'滑精'的证治；后段即从'脉得诸芤动微紧'句起，至末尾'分温三服'句止为一条，乃论述'梦遗'的证治。"并认为"'梦失精'之证，乃'风邪乘于肝肾'所致……以'桂枝汤'治风去邪，加'龙骨、牡蛎'以收涩固精……"不囿于桂枝汤"外证得之解表和营卫，内证得之化气调阴阳"之说。不但令人耳目一新，而且使天雄散有了"家"。治蛔虫的甘草粉蜜汤之"粉"乃"米粉"而非"铅粉"等等。上述不少考证结论被多种《金匮要略》教材（五版、七版、七年制首版等）所引用，使李老奠基的《金匮要略》教材日臻完善，且进一步丰富了中医药文化。

《金匮要略释义》一书的编写，由于当年学识及时间所限，其中存在的错误在所难免，现根据需要，虽作了某些内容的修改，但因要保持原有的风貌，不能给予全面的修订，故读者学习时当参阅《李今庸金匮要略讲稿》（人卫版）、《古医书研究·〈金匮要略〉考义》（中医药版），以及即将出版的《伤寒论 金匮要略考义》（中医药版）等著作，以便能够更好更全面地读懂读通，《金匮要略》这部中医经典学科著作。

湖北中医药大学　陈国权　李琳
2014 年 10 月

目录

/ CONTENTS

李今庸金匮要略释义

绪　言

　　《金匮要略》是中医学的古典医籍之一，是古代治疗杂病的典范。它原与《伤寒论》合为一书。全书共为二十五篇，其中第一篇《藏府经络先后病脉证》篇相当于全书的总论。从《痉湿暍病脉证治》篇到《呕吐哕下利病脉证治》篇是属于内科范围的疾病。第十八篇《疮痈肠痈浸淫病脉证并治》篇则属于外科。第十九篇是将不便归纳的几种疾患，如趺蹶、手指臂肿、转筋、阴狐疝、蛔虫病等合而为一。第二十至二十二篇，是专论妇产科疾患。最后三篇为杂疗方和食物禁忌。

　　全书包括四十多种疾病，共载方剂二百零五首（其中四首只载方名而药味未见）。在剂型方面，有汤剂、丸剂、散剂、酒剂、坐药、洗剂以及外敷药等。此外，对于煎药和服药方法，以及药后反应等都有详细记载。

　　关于本书疾病分篇，大体上是以病机相同、证候相似或病位相近者为主。例如痉、湿、暍三种疾病，都由外邪为患，在初起时多有恶寒发热的表证，故合为一篇；百合、狐惑、阴阳毒三者的病机，或由热病转归，或由感染病毒，由于性质相近，故合为一篇。如《中风历节病脉证并治》篇，因为中风有半身不遂，历节有疼痛遍历关节等症状，两者病势发展善行数变，故古人用"风"字来形容，其病机相仿，故合为一篇。血痹病虽然与感受外邪有关，但其主因则由阳气痹阻，血行不畅所导致；虚劳病是由五劳、七伤、六极引起内藏血气虚损的疾病，两者病机相似，故合为一篇。《胸痹心痛短气病脉证治》篇则是结合病机、病位分篇，因为胸痹、心痛两者皆由于胸阳或胃阳不振，水饮或痰涎停滞于胸次或胃中所致，两者病机与病位都相近，故合为一篇。《惊悸吐衄下血胸满瘀血病脉证治》篇所列举的几种病的发病机理都与心肝两藏有关，因为心主血，肝藏血，两藏功能失常，就会引起惊悸、吐血、衄血、下血或瘀血，故将这些病合在一篇论述。消渴、小便不利、淋病，都属肾藏或膀胱的病变，故合为一篇。又如肺痿、肺痈、咳嗽上气三者虽发病机理不同，证候有异，但皆属于肺部病变，故合为一篇。腹满、寒疝、宿食三者虽病因不同，但因发病部位都与胃肠有关，且皆有胀满或疼痛的症状，故合并论述。至于呕吐、哕、下利三者的发病主因和发病机理虽有所不同，但也都属于胃肠病变，故有合并论述的必要。

此外，也有一病成篇者，如疟疾、水气、黄疸、痰饮、奔豚气等；也有因许多疾病不便归类，合并成为一篇者，如《趺蹶手指臂肿转筋阴狐疝蛔虫病脉证治》篇。至于《五藏风寒积聚病脉证并治》篇则别具一格，主要论述五藏的发病机理和证候。

本书是以藏府经络学说作为基本论点，认为证候的产生，都是藏府病理变化的反应。除在《藏府经络先后病脉证》篇对与此有关问题作了原则性的阐述外，这一基本论点，渗透到全书各个病篇中。如《中风历节病脉证并治》篇指出内因是中风病的主要致病因素，根据其经络藏府所产生的病理变化，以在络、在经、入府、入藏来进行辨证。又如《水气病脉证并治》篇，根据内藏病变所出现的证候，有五藏之水的论述。《五藏风寒积聚病脉证并治》篇还论述五藏中风、中寒，五藏积聚，以及五藏死脉等。这都说明不论伤寒或杂病，都是藏府病理变化所反映的临床证候，而且又各有不同的证候特点。根据藏府病机进行辨证，是本书的主要精神，即病与证相结合的辨证方法。

这一基本论点，又从本书脉法中体现出来。因为脉象的变化，同样是内藏病理变化所反映的一部分，所以本书往往用几种脉象合并起来以解释病机，有时还据脉象以指导治疗，判断预后。这种脉法，是有其实践意义的。这是本书脉学中的主要特点。

《伤寒论》自序里说：“撰用《素问》《九卷》《八十一难》……为《伤寒杂病论》，合十六卷。”可知两书原为一体，但伤寒主要是以六经病机进行证候分类，杂病主要是以藏府病机指导辨证。由于伤寒是感邪为患，故变化较多；内伤则是本藏自病，故传变较少。因此，治伤寒是以祛邪为主，祛邪亦即安正；治内伤则以扶正为主，扶正亦即祛邪。虽然如此，但就藏府病机来说，伤寒与杂病有时亦有相同之处，如病在阳明（胃）者，多属实证热证；病在太阴（脾）者，多属虚证寒证。例如本书的《腹满寒疝宿食病脉证并治》篇、《黄疸病脉证并治》篇所论述的病机，与《伤寒论》的《阳明篇》《太阴篇》有很多共同之处，其治疗方法与方剂，也可以相互使用。如将两书结合研究，自能收到事半功倍的效果。

本书对杂病的治疗方法，主要体现在两个方面：①根据人体内藏之间的整体性，提出治疗未病的藏府，以预防病势的发展；②根据治病求本的精神，重视人体正气，因为人体抗病能力悉赖正气，正气虚损，药物就较难为力，故本书对于慢性衰弱疾病，注意观察脾肾两藏功能是否衰退。因为脾胃是营养之源，肾是先天之本，内伤病至后期，往往会出现脾肾虚损症状，脾肾虚损，更会影响其他藏府，促使病情恶化，故补脾补肾，是治疗内伤疾患的治本之法。但同时也未尝忽视祛邪的一面，不过在祛邪时还是照顾正气，故本书对于用峻剂逐邪是极为慎重的，一般多从小量开始，以后逐渐增加，如用桂枝茯苓丸以行瘀化癥，或用大乌头煎以驱寒止痛时，皆在方后注明"不知稍增"或"不可一日再服"等语，都是避免因逐邪而损伤正气，以致病未去而正气已伤，治疗就比较困难，这是治疗杂病的关键问题。

本书对方剂的运用，往往是一方治疗多病。举例来说，如葶苈大枣泻肺汤，既用于痰饮，又用于肺痈；越婢汤本用于水气，如加半夏（越婢加半夏汤）则用于肺胀。同时一病又可以用数方，如枳实薤白桂枝汤与人参汤同治胸痹；大小青龙汤同治溢饮等等。这充分体现了"异病同治"和"同病异治"的精神。至于药物的配伍问题，本书亦有独到之处，如麻黄与石膏同用，以治风水水肿或哮喘；附子与白术合用以治风湿痛。《伤寒论》与《金匮要略》对附子的用法是：如用以回阳的则生用，且须配以干姜，多用于伤寒少阴病的亡阳证；如用以止痛的多炮用，不须伍以干姜，故本书中附子多为炮用。至于发作性的疝痛，则用乌头，因为乌头止痛作用较附子为强，但须与白蜜同用，既能缓和乌头的毒性，且可延长疗效。所有这些，都是张仲景总结前人经验，再通过自己实践，用以启迪后人的。

最后，关于本书的写作方法，从全书来看，作者在其所列举的四十多种疾病中，对于常见或比较复杂的疾病，一般是专篇论述，如水气、痰饮、黄疸等。在这些篇中，除重点论述本证外，还涉及与本证有关的证候，故范围较为广泛。如《水气病脉证并治》篇，古人认为水可化气，气亦可以化水；又认为水、气、血三者在生理或病理上，都有一定的关系，故在论述水气之后，还谈到气分病和血分病。又如《痰饮咳嗽病脉证并治》篇，因为水与饮同类，故在论述饮病的同时，又谈到属于一时性停水的证候和治法。至于《黄疸病脉证并治》篇除重点论述湿热黄疸外，还涉及虚黄。可知本书中凡一病成篇者，内容多较广泛。如为多病成篇者，在一病之中，往往是详于特殊，略于一般，对于人所易知的证候或治法，每多从略；对于人易忽略的证候和治法，则不厌其烦地加以阐述。如痉病之由于外邪，治法之发汗攻下；湿病的详于外湿；以及虚劳病重视阴阳两虚的证候等，皆说明这一问题。又如本书各篇中，有时用许多条文解决一个问题；相反，有时以一个条文说明许多问题。此外，对于病因或病机相似的疾病，在谈到治法时，或详于此，或略于彼。如水气与痰饮，两者病因是同源异流的，因此，在论述痰饮时，很为具体；在论述水气时，只提出发汗方法，至于逐水方法，则略而不谈，其实有关逐水方剂，可以在《痰饮咳嗽病脉证并治》篇中去探求。所有这些，皆是在研究本书时所应注意的问题。陈修园曾这样说，"全篇以此病例彼病，为启悟之捷法"，是完全正确的。

总之，张仲景以实事求是的精神，根据藏府经络学说，运用朴素的表达方法，对于每一病种的理法方药都有详略不同的论述，为中医学奠定了治疗杂病的基础。但由于历史条件的限制，不可能使这部著作达到完美无缺的境界；更因年代久远，辗转传抄，错误脱简在所难免。因此，学习本书时，应该实事求是地根据现有水平加以继承发扬，对目前难以理解的问题，可以阙疑，不必强加解释，以免有失原义，所以对于本书的最后三篇杂疗方和食物禁忌，本释义也删去不载。

藏府经络先后病脉证第一

本篇论述藏府经络先后病脉证，属全书概论性质。仲景在本篇中，根据《黄帝内经》《难经》的理论，结合自己的实践经验，对杂病的病因、病机、诊断、治疗以及预防等各方面，都举例说明，并列出原则性的提示。学习本书以下各篇，首先必须学好本篇作为基础。

一、问曰：上工①治未病②，何也？师曰：夫治未病者，见肝之病，知肝传脾，当先实脾③，四季脾旺不受邪，即勿补之；中工不晓相传，见肝之病，不解实脾，惟治肝也。

夫肝之病，补用酸，助用焦苦，益用甘味之药调之。（酸入肝，焦苦入心，甘入脾。脾能伤肾，肾气微弱，则水不行；水不行，则心火气盛，则伤肺；肺被伤，则金气不行；金气不行，则肝气盛，则肝自愈。此治肝补脾之要妙也。）

肝虚则用此法，实则不在用之。

经曰："虚虚实实，补不足，损有余。"是其义也。余脏准此。

【校勘】

"酸入肝……此治肝补脾之要妙也"一段，《金匮要略心典》谓非仲景原文，系后人旁注误入正文。

【词解】

① 上工：指高明的医生。

② 治未病：这里是指治未病的藏府。

③ 实脾：即调补脾藏之意。

释义 本条首先说明五藏之间，有互相联系、互相制约的作用，一藏有病，可以影响他藏。治病时必须照顾整体，治其未病之藏府，以防止疾病的传变。如见肝之病，应该认识到肝病最易传脾，在治肝的同时，当先调补脾藏，就是治其未病。其目的在使脾藏正气充实，不受邪侵。四季脾旺不受邪，即勿补之，须活看，就是说，如脾藏本气旺盛，则可不必实脾。这说明任何治病方法，必须灵活运用，而不是一成不变的。反之，见肝之病，不解实脾，惟治其肝，这是缺乏整体观的治疗方法，自然不能得到满意的效果。

其次，指出治病当分虚实，仍举肝病为例来作说明。肝病，补用酸，助用焦苦，益用甘味之药调之，这是治肝虚的方法。酸入肝，肝虚当补之以本味，所以补用酸；焦苦入心，心为肝之子，子能令母实，所以助用焦苦；甘味之药能够调和中气，《难经·十四难》说，"损其肝者缓其中"，所以益用甘味之药。至于肝实病证，便须泻肝实脾，上法就不适用。

最后引用经文，对于虚实的治法作出结论：虚证如用泻药，则虚者更虚；实证如用补法，则实者愈实。必须虚则补之，实则泻之；补其不足，损其有余，才是正治。肝病如此，心、肺、脾、肾等藏，可以类推，所以说"余藏准此"。

本条所论，在临床运用上很有指导意义。临床上遇到的肝病，往往先见头昏、胁痛、胸腹胀闷，以后饮食减少、乏力、苔腻、脉弦或滑等症相继出现。这些症状，都与肝、脾有关。可见肝病传脾的理论，在临床上证明是基本正确的。又如肝虚之病，临床所见，有头目眩晕、视力减退、失眠多梦、舌光红、脉弦细等症，治疗上直接用芍药、五味子、山萸肉、酸枣仁等药调中，往往取得较好效果，即是根据"补用酸，助用焦苦，益用甘味之药调之"的原则。如《临证指南》曹氏案，用牡蛎、白芍、炒生地、菊花炭、炙甘草、南枣肉以治肝虚风动，方中生地、菊花均炒用，即取"助用焦苦"之意。后世治肝之法，认识肝有体用之不同，治肝虚用滋水涵木、养血濡肝等法，从相生方面以养肝体；治肝实用清金制木、泻肝实脾等法，从相制方面以理肝用，也即是从本条虚实异治的基础上进一步发展而来。

二、夫人禀五常^①，因风气^②而生长，风气虽能生万物，亦能害万物，如水能浮舟，亦能覆舟。若五藏元真^③通畅，人即安和。客气邪风^④，中人多死，千般疢难^⑤，不越三条：一者，经络受邪，入藏府，为内所因也；二者，四肢九窍、血脉相传，壅塞不通，为外皮肤所中也；三者，房室、金刃、虫兽所伤。以此详之，病由都尽。

若人能养慎，不令邪风干忤经络；适中经络，未流传藏府，即医治之。四肢才觉重滞，即导引、吐纳⑥、针灸、膏摩⑦，勿令九窍闭塞；更能无犯王法禽兽灾伤，房室勿令竭乏，服食节其冷热苦酸辛甘，不遗形体有衰，病则无由入其腠理。腠者，是三焦通会元真之处，为血气所注；理者，是皮肤藏府之文理也。

【词解】

① 五常：即五行。

② 风气：这里指自然界的气候。

③ 五藏元真：指五藏的真气。

④ 客气邪风：指不正常的气候，常为病毒侵袭人体之诱因。

⑤ 疢难：疢难即疾病。

⑥ 吐纳：是调整呼吸的一种养生却病方法。

⑦ 膏摩：用药膏摩擦体表一定部位的外治方法。

释　义　本条论述人与自然有密切关系，强调预防疾病重于治疗。首先指出自然界正常的气候，能生长万物；不正常的气候，能损害万物，对人体亦不例外。但同时又指出，人对于自然不是无能为力的，疾病是可以预防的，只要五藏真气充实，营卫通畅，抗病力强，则"正气存内，邪不可干"。只有在正气不足的情况下，邪气病毒才能乘虚而入，为害人体，甚至造成死亡。疾病的发展变化虽多，但不出下面三种情况：一是经络受邪，就传入藏府，此为邪气乘虚入内；二是皮肤受邪，仅在血脉传注，使四肢九窍壅塞不通，其病在外；三是房室、金刃、虫兽所伤，此又与上述因素不同。

后段重申若人能养生防病，邪气就不致侵犯经络；倘一时不慎，外邪入中经络，即应乘其未传藏府之时，及早施治。比如四肢才觉重滞，即用导引、吐纳、针灸、膏摩等方法治疗，不使九窍闭塞不通。只要平时对房室、饮食、起居等各方面，都能注意调节，再能防备意外灾伤，使体力强壮，则一切致病因素，自然无从侵入腠理。本条最后两句，大意是说人体的腠理是营卫气血交会出入之处，具有防御疾病的机能。

三、问曰：病人有气色见于面部，愿闻其说。师曰：鼻头色青，腹中痛，苦冷者死—云腹中冷，苦痛者死；鼻头色微黑者，有水气；色黄者，胸上有寒；色白者，亡血也，设微赤非时者死；其目正圆者痉，不治。又色青为痛，色黑为劳，色赤为风，色黄者便难，色鲜明者有留饮。

释　义　本条举例说明面部和鼻部的望诊在临床上的应用。鼻位于中，内应于脾。现在鼻部出现青色，青是肝色，又见腹中痛，为肝乘脾；如再见极度怕冷，则属脾阳衰败。鼻部色现微黑，黑为水色，此属肾水反侮脾藏之象，所以主有水气。色黄是指面色黄，不单纯指鼻部。黄为脾色，由于脾病不能散精四布，因而水饮停于胸膈之间，所以色黄者胸上有寒，寒指水饮而言。面色白是血色不能上荣于面，失血过多之征，所以色白者主亡血。如亡血之人面色反现微赤，又不在气候炎热之时，此为血去阴伤，阴不涵阳，虚阳上浮之象。目正圆是两眼直视不能转动，此为风邪强盛，五藏之精气亡绝，多见于痉病，证属不治。但必须指出，本书各篇中所称死或不治，多为表明疾病已陷于危笃的说法，并非绝对不治，不可以辞害意。"色青为痛"以下一段，仍论面部的望诊。青为血脉凝涩之色，所以主痛。黑为肾色，劳则肾精不足，其色外露，所以主劳。风为阳邪，多从火化，火色赤，所以面赤主风。黄为脾色，脾病不能运化津液，所以便难。面色鲜明为体内停积水饮，上泛于面，形成面部水肿，所以反见明亮光润之色。

四、师曰：病人语声寂然①喜惊呼者，骨节间病；语声喑喑然②不彻者，心膈间病；语声啾啾然③细而长者，头中病。一作痛。

【词解】

① 语声寂然：谓病人安静无语声。

② 喑喑然：形容声音低微而不清彻。

③ 啾啾然：形容声音细小而长。

释　义　本条举例说明闻诊在临床上的应用。骨节间病，指关节疼痛一类病证。由于痛在关节，转动不利，动则作痛，故病人常喜安静，但偶一转动，其痛甚剧，故又突然惊呼。心膈间病，指结胸、痞满、懊恼一类病证，气道窒塞，所以发声喑喑然而不彻。头中病指头中痛，痛在头中，如作大声则震动头部，其痛愈甚，所以声不敢扬，但胸膈气道正常无病，所以声音虽细小而能清长。

五、师曰：息摇肩者，心中坚；息引胸中上气者，咳；

息张口短气者，肺痿唾沫。

释　义　本条论察呼吸、望形态以诊察疾病的方法。息，指呼吸。息摇肩，是呼吸困难，两肩上耸的状态，常伴见鼻翼扇动、咳嗽不爽、声音嘶哑等症，属肺气不宣、痰热内蕴所致，所以说"心中坚"。心中，指胸中；坚，指痰热内蕴而成实。息引胸中上气者咳，为胸中有邪，阻塞气道，以致肺气不降，呼吸时气上逆而为咳。息张口短气者，肺痿唾沫，乃上焦有热，以致肺叶枯萎，肺气不足，同时津液亦被煎熬而成痰涎，所以病人常吐涎沫，而呼吸时则呈张口短气的状态。

六、师曰：吸而微数，其病在中焦，实也，当下之则愈；虚者不治。在上焦者，其吸促①，在下焦者，其吸远②，此皆难治。呼吸动摇振振者，不治。

【词解】

①　吸促：指吸气浅短。

②　吸远：指吸气深长而困难。

释　义　本条从呼吸的形态不同，辨别病位之上下，并判断其预后的吉凶。吸而微数，是吸气短促，多由于中焦邪实，气不得降所致。下其实，则气机通利，呼吸自然恢复常态。若邪实而又正虚，不能任受攻下，则为难治。在上焦主要指病在肺，吸促是肺气大虚；在下焦主要指病在肾，吸远是元阳衰竭，皆为难治。假使呼吸时全身振振动摇，这表示呼吸困难已极，无论病证在上在中在下，皆属不治。

七、师曰：寸口脉动者，因其旺时而动，假令肝旺色青，四时各随其色①。肝色青而反色白，非其时色脉，皆当病。

【词解】

① 四时各随其色：指春青、夏赤、秋白、冬黑。

释 义 本条说明四时季节改变，脉象和色泽也有变动，但有正常与异常的不同。如春时肝旺，脉弦，色青，是为正常。假如此时色反现白，脉反现毛（秋脉），是为非其时而有其色脉，即属不正常的现象。本条旨在说明四时气候的变化，可以影响人体的生理机能，表现于色脉，学者当领会其精神而不可拘泥。

八、问曰：有未至而至，有至而不至，有至而不去，有至而太过，何谓也？师曰：冬至之后，甲子夜半少阳起，少阳之时，阳始生，天得温和。以未得甲子，天因温和，此为未至而至也；以得甲子，而天未温和，为至而不至也；以得甲子，而天大寒不解，此为至而不去也；以得甲子，而天温如盛夏五六月时，此为至而太过也。

释 义 本条举例说明四时气候有正常与异常的情况。冬至之后甲子夜半，实际是指冬至后六十天的雨水节，此时阳气始生未盛，称为少阳之时，天气转为温和，是正常的气候。如在此时之前，天气已转温和，此为未至而至，是时令未至而气候已至；如已交雨水节，天气未转温和，此为至而不至，是时令已至而气候不至；如此时天气不但未转温和，且严寒不解，此为至而不去，是时令已届雨水而寒冬之气候当去而不去；如交雨水节后，天气竟转热如盛夏五六月时，此为气候至而太过。凡此皆为异常。异常的气候，往往影响人体发生疾病，必须注意调摄。治病用药时也必须看到这点，因时制宜。

九、师曰：病人脉浮者在前^①，其病在表；浮者在后^②，其病在里，腰痛背强不能行，必短气而极也。

【词解】

①　前：指关前寸脉。

②　后：指关后尺脉。

释　义　本条举例说明同一脉象，其出现的部位不同，主病即有差异。寸口属阳主表，浮在寸口，是邪在表，为外感之病。尺脉属阴主里，浮在尺部，是病在里，为内伤之病。由于肾阴亏损，阳气不能潜藏，所以两尺脉浮。肾主骨，腰为其外府，其脉贯脊。肾虚精髓不充，腰脊失养，故腰痛、背强、骨痿不能行走，甚则不能纳气归源，呼吸短促，濒于危笃之候，故云"极"。但须指出，表证属实者之见浮脉，必浮而有力；里证属虚者之见浮脉，必浮而无力。

十、问曰：经云：厥阳独行，何谓也？师曰：此为有阳无阴，故称厥阳。

释　义　本条说明"厥阳独行"之病理，厥阳独行，是人体阴阳失去相对的平衡，阳气偏胜，孤阳上逆，有升无降，故称"有阳无阴"。临床上所见到的肝阳上亢，面赤眩晕，甚至跌仆，即属这一类性质的病证。

十一、问曰：寸脉沉大而滑，沉则为实，滑则为气，实气相搏，血气入藏即死，入府即愈，此为卒厥①，何谓也？师曰：唇口青，身冷，为入藏即死；如身和，汗自出，为入府即愈。

【词解】

① 卒：同猝。卒厥，是忽然昏倒的一种病证。

释　义　本条举卒厥证为例，说明病证入藏者难治，入府者易愈。这里的寸脉，指两手的寸部脉而言。"沉则为实，滑则为气，实气相搏"三句，是从脉而解释卒厥证的病理，但句中有省文，应该说沉大则为血实，滑则为气实，血实与气实相并，意方完整。左寸候心主血，右寸候肺主气，本证血气相并，故脉应于寸部。血气既相并而成实，已为病邪而非正常的血气，故云入藏即死，入府即愈。但入藏入府是假设之词，犹言在外在里。即死即愈也只是相对的说法，不能看成绝对。如本条所云入藏，指唇口青、身冷现象，唇口青是血液瘀滞不流，身冷为阳气涣散，病情严重，故云即死。所云入府，指身和、汗自出，是血气恢复正常运行的现象，故云即愈。

十二、问曰：脉脱①入藏即死，入府即愈，何谓也？师曰：非为一病，百病皆然。譬如浸淫疮②，从口起流向四肢者可治，从四肢流来入口者不可治；病在外者可治，入里者即死。

【词解】

① 脉脱：指脉乍伏不见。是邪气阻遏正气，血脉一时不通所致。

② 浸淫疮：是皮肤病之一种，能从局部遍及全身。

释　义　本条举脉略证，是承上条卒厥一病而言。卒厥，其脉有见沉大而滑者，亦有脉乍伏而不见者，但入藏即死，入府即愈的病理则相同，故设为问答以明之。

以上两条的主要精神，在说明病在藏，病势重；病在府，病势轻。病由外传内的难治；由内传外的易治。这是一般规律。所以说："非为一病，百病皆然。"

十三、问曰：阳病①十八，何谓也？师曰：头痛，项、腰、脊、臂、脚掣痛。阴病②十八，何谓也？师曰：咳，上气，喘，哕，咽③，肠鸣，胀满，心痛，拘急。五藏病各有十八，合为九十病，人又有六微，微有十八病，合为一百八病，五劳七伤六极④，妇人三十六病，不在其中。

清邪居上，浊邪居下，大邪中表，小邪中里，䜭饪⑤之邪，从口入者，宿食也。五邪⑥中人，各有法度，风中于前⑦，寒中于暮，湿伤于下，雾伤于上，风令脉浮，寒令脉急，雾伤皮腠，湿流关节，食伤脾胃，极寒伤经，极热伤络。

【词解】

① 阳病：是指属外表经络的病证。

② 阴病：是指属内部藏府的病证。

③ 咽：指咽中梗塞。

④ 六极：指气极、血极、筋极、骨极、肌极、精极。极是极度劳损的意思。

⑤ 馨饪：馨饪指饮食。

⑥ 五邪：指风、寒、湿、雾、饮食之邪。

⑦ 前：指午前。

释义 本条是古人对于疾病的一种计数方法。头、项、腰、脊、臂、脚等六者，病兼上下而在外，通谓之阳病。咳、上气、喘、哕、咽、肠鸣、胀满、心痛、拘急等九者，病兼藏府而在内，通谓之阴病。阳病中有营病、卫病、营卫交病的不同，此一病而有三，三六得一十八，故曰阳病十八。阴病中有虚病、实病的区别，此一病而有二，二九得一十八，故曰阴病十八。五藏各有十八病，谓五藏受风寒暑湿燥火六淫之邪而为病，有在气分、血分、气血兼病三者之别，三六合为十八，所以说五藏病各有十八，五个十八，合为九十病。六微谓六淫之邪中于六府，府病较藏病为轻，所以称为六微。六微亦有气分、血分以及气血兼病三者之别，三六合为十八，六个十八，合为一百零八病。至于五劳七伤、六极以及妇人三十六病，不是六气外感，尚不包括在内，所以说"不在其中"。

清邪谓雾露之邪，浊邪谓水湿之邪。大邪、小邪，前人对此有不同的说法。《李今庸金匮要略讲稿》云："大邪：即指漫风之邪，漫风虽大而力散，故中于表分。小邪：即是户牖隙风，隙风虽小而力锐，故中于里分。"五邪中人，各有法度，谓所伤之部位及所表现之脉象，有一定的规律可循。如风为阳邪中于午前，而脉必浮缓。寒为阴邪中于日暮，而脉必紧急。湿为重浊之邪，故伤于下而入关节。雾为轻清之邪，故伤于上而及皮腠。胃主纳食，脾主运化，故饮食不节，则伤脾胃。经脉在里为阴，络脉在外为阳，寒气归阴，所以寒极则伤经；热气归阳，所以热极则伤络。

十四、问曰：病有急当救^①里救表者，何谓也？师曰：病，医下之，续得下利清谷不止，身体疼痛者，急当救里；后身体疼痛，清便自调者，急当救表也。

【词解】

① 救：急先救治的意思。

释　义　本条举例说明表里证同时出现，应以急者先治为原则。病在表，不可下，误下之，伤其脾胃，以致表证未除，里证又起。下利清谷不止，是里证，身体疼痛是表证，而以里证为急。因下利清谷不止，正气已经虚弱，不但不能抗病祛邪，进一步且将亡阳虚脱，故当急救其里以扶正气。如服药后大便已经正常，里证基本解除，则又须救表以祛其邪，以免再行传变入里，引起其他变化。

本条亦见于《伤寒论》，但彼为具体治疗，故列有方治，救里用四逆汤，救表用桂枝汤。此为论述治疗原则，故未出方。

十五、夫病痼疾^①加以卒病，当先治其卒病^②，后乃治其痼疾也。

【词解】

① 痼疾：痼疾，是指难治的久病。

② 卒病：这里是指新病。

释　义　本条指久病新病同时存在，当以先治新病为原则。久病势缓，不能急治；卒病势急，稍缓能起变化。且痼疾难拔，卒病易治。故既有痼疾又加卒病者，一般当先治其卒病，后治其痼疾。但在痼疾与新病互相影响的情况下，治新病时又必须照顾到痼疾，如喘家病伤寒，用桂枝汤即须加厚朴、杏子。

十六、师曰：五藏病各有所得①者愈，五藏病各有所恶②，各随其所不喜者为病。病者素不应食，而反暴思之，必发热也。

【词解】

① 所得：指适合病人的饮食居处。

② 所恶：所恶，指病人所厌恶的饮食居处。

释　义　本条主要指出，治疗疾病，除药物外，护理工作也很重要。如病人得到适当的饮食居处，能使疾病早期痊愈；反之，能使病情增剧。但五藏病的性质各有不同，因此，所得、所恶、所不喜，不能一概而论。如肝欲散，肺欲收；脾恶湿，肾恶燥；心病禁温食热衣，肺病禁寒饮食寒衣。又：病人的性情、生活习惯也各有不同，必须具体分析对待。此外，遇到病人突然想吃平素不喜欢的食物，这是藏气为邪气所改变，食后可能助长病气而引起发热，也不可不加注意。

十七、夫诸病在藏①，欲攻之，当随其所得②而攻之，如渴者，与猪苓汤。余皆仿此。

【词解】

① 在藏：这里泛指在里的疾病。

② 所得：相结合的意思。

释 义 本条指出病邪在里日久不解，往往与体内有害物质如痰、水、瘀血、宿食等相结合，医者当随其所得，施以恰当的治法。例如渴而小便不利，即为热与水结，当用猪苓汤利其水，水去而热除，渴亦随之而解。他证亦可依此类推，如热与食结用大、小承气汤，热与血结用桃仁承气汤，理亦相同。

结　语

本篇对疾病的预防、病因、病机、诊断以及治疗等各方面，都作了概括性的论述。首先提出内养正气，外慎风邪，可以预防疾病。并举例说明各种疾病有一定的发展规律，可以根据藏府互相影响、互相制约的关系，先治其未病之藏府，以防止疾病的传变。未病时重视预防，已病后争取早期治疗，是本篇的一大特色。列"上工治未病"于首条，是有一定意义的。

在病因、病机方面，本篇主要从邪正两方面来阐述，认为人与自然息息相关，不正常的气候，常为邪气病毒侵袭人体的诱因，但主要关键还决定于正气的强弱，若五藏元真通畅，人即安和，病则无由入其腠理。而经络受邪，深入藏府的疾病，必有内在因素。其对于"千般疢难，不越三条"的归纳，为后世陈无择的三因学说奠定了基础。

关于诊断方面，对望色泽、闻语声、视呼吸、察脉象，都作了示范性的介绍。指出病在表为浅，入里为深；在府易治，入藏难愈；四时气候的变动，可以影响于色脉。其主要精神在于启发后学重视客观的诊断，以探求疾病的本质，判断预后的吉凶；治疗上必须针对病情，因人因时而制宜。

最后，在治疗方面，指出虚实必须异治，表里当分缓急，新久宜有先后，攻邪当随其所得，都通过具体病例作出原则性的提示。此外，又提出对病人的饮食居处，也必须加以注意。

本篇条文不多，但所论述的，从预防到治疗，从原则到具体，无不具备，全面而又简明，在全书中具有纲领性的意义。学好本篇，对于学习以下各篇，会有很大的启发。

痉湿暍病脉证治第二

痉，以项背强急，口噤不开，甚至角弓反张为主证。外感内伤都可致痉。本篇主要论述从外感风寒病毒而得的痉病。

湿病一般有外湿和内湿的分别，且多兼挟他邪，如挟风、挟寒、挟热等类。本篇主要论述外湿，并及其兼证。

暍，为伤于暑邪而致病。但本篇所论中暍，与后世说的由于烈日下远行，猝然昏倒之中暍（或称中暑）有所不同。

由于痉、湿、暍三者都为外感所引起，且都从太阳病开始，所以合为一篇。

一、太阳病，发热无汗，反恶寒者，名曰刚痉。

二、太阳病，发热汗出，而不恶寒，名曰柔痉。

【校勘】

首条《甲乙经·卷七》无"反"字。次条《诸病源候论·卷七》无"不"字。并是。

释　义　以上二条论述痉病有刚柔二种的分别。太阳病的涵义和《伤寒论》同，包括头痛、发热、恶寒等症。既称为痉，至少出现项背强急、口噤不开等现象。至于刚柔二痉的主要分别，在于一为表实无汗，一为表虚汗出，为伤寒或中风伤及太阳筋脉所致。

三、太阳病，发热，脉沉而细者，名曰痉，为难治。

释　义　本条说明痉病见脉沉细者为难治。太阳病发热，为病在表，脉应浮，即使成为痉病，脉也应弦紧有力，现在脉象反见沉而且细是气血不足，无力抗病的现象，所以称为难治。

四、太阳病，发汗太多，因致痉。

五、夫风病①下之则痉，复发汗，必拘急②。

六、疮家③虽身疼痛，不可发汗，汗出则痉。

【词解】

①　风病：指伤于风邪所致的疾患。

②　拘急：指四肢筋脉拘挛强急。

③　疮家：指素患疮疡，流脓失血，津液亏损的人。亦有谓疮与创同，指被刀剑所伤，失血过多的人。实则两者应都包括在内。

释　义　以上三条，均为误治而成痉，其原发病与误治的经过虽各不同，而为汗下耗伤津液，筋脉失养，致成痉病之理则一致，但病情轻重显有差异。首条太阳病原可发汗，误在发汗之太过，津液受伤较轻；次条风病误下，复发其汗，重伤津液，其病稍重；末条疮家津血本已亏损，误发其汗，犯"夺血者无汗"之戒，耗血伤阴，其病为最重。但疮家亦有不经误汗而成痉病者，则属疮口感受风邪病毒深入经络所引起，后世称为破伤风，病情险恶，证治详见《中医内科学》。

七、病者身热足寒，颈项强急，恶寒，时头热，面赤目赤，独头动摇，卒口噤，背反张者，痉病也。若发其汗者，寒湿相得，其表益虚，即恶寒甚。发其汗已，其脉如蛇。

释　义　本条比较详尽地论述了外感风邪引起痉病的证候。身热恶寒，仍是太阳表证。颈项强急，卒口噤，背反张，已见太阳筋病。风为阳邪，上行主动，所以出现时头热、面赤、目赤、独头动摇而足寒等证。"若发其汗者……寒甚"句，此乃他病之文，错简至此，不释。"发其汗已，其脉如蛇"句，应移至下条文之首，连下条一起读。

八、暴腹胀大者，为欲解。脉如故，反伏弦者痉。

释　义　《李今庸金匮要略讲稿》云：本条论痉病欲解脉象与未解脉证。接上条"发其汗已，其脉如蛇"读于"暴者"为句。然其"脉"字下，当补"浛浛"二字，文作"发其汗已，其脉浛浛如蛇暴者，为欲解"[1]。本条"腹胀大"三字，移于下文"如故"之上，其"脉"字则当移于"反伏弦者痉"句上，读作"腹胀大如故，脉反伏弦者痉"[2]。

（1）发其汗已……为欲解：痉脉沉紧弦直，发汗后变为缓解无力而弛缓显见，为邪去而正亦受损之象。痉为邪实之病，正虽受损而邪已清除，无邪则正将自复，故其病"为欲解"。

（2）腹胀大如故……痉：故，乃"鼓"字之借。腹胀大如鼓，乃痉邪内盛，气机窒塞使然，而脉亦为之沉伏弦急，是乃痉病无疑。

九、夫痉脉，按之紧如弦，直上下行。

释　义　本条指出痉病的主脉。紧如弦，是劲急的脉象；直上下行，谓自寸至尺，皆见此脉，其直如弦。痉病筋脉强急，所以见此脉象。

此条学习，可参阅《李今庸金匮要略讲稿》之讲解。

十、痉病有灸疮，难治。

释　义　痉病有灸疮难治，是说先有灸疮而后患痉病。因灸疮病人，脓液久渍，津血本已亏损，再患痉病，势必血枯津伤，转增风燥，病情当然较一般为严重，所以难治。

十一、太阳病，其证备，身体强，几几然，脉反沉迟，此为痉，栝蒌桂枝汤主之。

栝蒌桂枝汤方：

栝蒌根二两　桂枝三两（去皮）　芍药三两　甘草二两（炙）　生姜三两（切）　大枣十二枚（擘）

上六味，以水九升煮取三升，分温三服，微取汗。汗不出，食顷，啜热粥发之。

释　义　本条指出痉病使用栝蒌桂枝汤的脉证，亦即柔痉的治法。太阳病，其证备，指头项强痛、发热、汗出、恶风等证俱备。身体强，几几然，是痉病见证。太阳病汗出而恶风的，脉象当见浮缓，今反沉迟，可知本证由于津液不足，致风邪化燥而成痉。沉迟之中，必带有弦紧，不同于沉迟无力的脉象。所以用栝蒌根滋养津液，合桂枝汤解肌祛邪，以舒缓筋脉。

十二、太阳病，无汗而小便反少，气上冲胸，口噤不得语，欲作刚痉，葛根汤主之。

葛根汤方：

葛根四两　麻黄三两（去节）　桂枝二两（去皮）芍药二两　甘草二两（炙）　生姜三两（切）　大枣十二枚（擘）

上七味，㕮咀，以水一斗，先煮麻黄、葛根，减二升，去沫，内诸药，煮取三升，去滓，温服一升，覆取微似汗，不须啜粥，余如桂枝汤法将息及禁忌。

释　义　本条指出痉病使用葛根汤的症状，亦即刚痉的治法。太阳病无汗为表实，小便反少是津液不足。本证由于无汗而小便又少，气机不得通利，势必逆上冲胸。今已见口噤不得语一证可知刚痉即将发，所以用葛根汤，既能开泄腠理，发汗祛邪；且以滋养津液，舒缓筋脉。

十三、痉为病—本痉字上有刚字，胸满口噤，卧不着席^①，脚挛急^②，必龄齿^③，可与大承气汤。

大承气汤方：

大黄四两（酒洗）　厚朴半斤（炙去皮）　枳实五枚（炙）　芒硝三合

上四味，以水一斗，先煮二物，取五升，去滓，内大黄，煮取二升，去滓，内芒硝，更上微火一二沸，分温再服，得下止服。

【词解】

①　卧不着席：形容背反张的状态。

②　脚挛急：指下肢拘挛。

③　龄齿：即磨牙。

释　义　本条论述里实成痉的证治，里热壅盛，所以胸部胀满。热盛劫烁津液，不能濡养筋脉，形成角弓反张，四肢挛急，较一般痉病为剧烈，而且口噤、龄齿等阳明经症状更为突出。本证多因邪气内闭，化燥成实所致，所以可与大承气汤泻热存阴以解其痉。

十四、太阳病，关节疼痛而烦，脉沉细—作缓者，此名湿痹《玉函》云中湿。湿痹之候，小便不利，大便反快，但当利其小便。

释　义　本条论述湿痹的证治。湿为六淫之一，先伤太阳而见表证。但湿邪易流关节，故关节疼痛剧烈，不得安静。湿性凝滞，所以脉沉而细。名为湿痹，乃湿邪流入关节，痹闭不通之意。如见小便不利，大便反快，这是外湿引动内湿。湿胜则濡泄，所以大便反快。湿阻于中，阳气不通，所以小便不利。治当利其小便。小便得利，则里湿去，阳气通，湿痹亦除。

十五、湿家之为病，一身尽疼_{一云疼烦}，发热，身色如熏黄也。

释　义　本条论述湿郁发黄的证候。湿邪留于肌肉之间，所以一身尽疼。发热身黄，属湿邪郁而化热，湿热蕴蒸所致。本篇所论湿病多属湿从寒化，本条论湿从热化，有对比之意。治详后《黄疸》篇。

十六、湿家，其人但头汗出，背强，欲得被覆向火。若下之早则哕，或胸满，小便不利，舌上如胎者，以丹田①有热，胸上有寒，渴欲得饮而不能饮，则口燥烦也。

【校勘】

烦，《伤寒总病论·卷三》作"故"。

【词解】

①　丹田：这里泛指下焦。

释　义　本条论湿家误下后的变证。湿家，湿热遏伏于里，阳气不达于外，出现但头汗出、背强、欲得被覆向火等证，治宜通其阳气，泄湿透热。如用攻下之法，反使阳气受伤，发生呃逆，同时湿热愈益遏伏，而成下热上寒之证。下焦有热，所以渴欲饮水而小便不利；上焦有寒，寒指湿而言，湿内留所以胸满，饮水则胸膈更觉不舒，甚则呕吐，所以不能饮。舌上如胎，指舌面上见到浮垢，似苔非苔，刮之即去，正是上焦有寒的证据。至于这些证候的治法，本条未出方药，可根据患者素体强弱，结合面色、脉象等来全面考虑。

十七、湿家下之，额上汗出，微喘，小便利者，死；若下利不止者，亦死。

释　义　本条亦论湿家误下后的变证。湿家下之，发生下列严重症状，必是病人原来已经湿胜阳微，误下重伤阳气，以致阳上越则为额上汗出，微喘；阳下脱则为小便清长或下利不止。阳亡则阴亦随之而竭，所以称为死证。

十八、风湿相搏，一身尽疼痛，法当汗出而解，值天阴雨不止，医云此可发汗，汗之病不愈者，何也？盖发其汗，汗大出者，但风气去，湿气在，是故不愈也。若治风湿者，发其汗，但微微似欲汗出者，风湿俱去也。

释　义　本条说明治风湿的发汗须微微汗出。因风为阳邪，容易表散；湿为阴邪，难以骤除。如汗出太多，则风气虽去而湿邪仍在，故病不愈。治风湿之法，应使阳气内蒸，肌肉关节之间都被阳气充溢，使湿邪无地以容，自能微微汗出，而风湿之邪尽去。

十九、湿家病身疼发热，面黄而喘，头痛鼻塞而烦，其脉大，自能饮食，腹中和无病，病在头中寒湿，故鼻塞，内药鼻中则愈。

释　义　本条论头部伤于寒湿的证治。头痛鼻塞而烦，是其主证。鼻为肺窍，肺合皮毛而主表，所以同时出现身疼发热，面黄而喘。脉大知其病在于上。饮食如常，知其里和无病。纳药鼻中，目的在于宣泄上焦寒湿，使肺气通利。原文未出方，历来注家多主张用瓜蒂散搐鼻以出黄水，确否尚待临床验证。后世对于类似本条症状的治法，用辛夷消风散（辛夷、细辛、藁本、白芷、川芎、升麻、防风、甘草、木通），有一定疗效。

二十、湿家身烦疼，可与麻黄加术汤发其汗为宜，慎不可以火攻之。

麻黄加术汤方：

麻黄三两（去节）　桂枝二两（去皮）　甘草一两（炙）杏仁七十个（去皮尖）　白术四两

上五味，以水九升，先煮麻黄，减二升，去上沫，内诸药，煮取二升半，去滓，温服八合，覆取微似汗。

释　义　本条举湿家用麻黄加术汤证为例，说明湿邪在表，可用适当的方法发汗。身烦疼,是疼痛剧烈,不得安静的状态,为湿留肌肉所致。用麻黄加术汤,可知本证必挟风寒之邪,出现发热、恶寒、无汗等表证。表证当从汗解,而湿邪又不宜过汗,故用麻黄汤加白术。麻黄得术,虽发汗而不致过汗;术得麻黄,能并行表里之湿,最为适合病情,故能取微似汗而解。如用火攻发汗,则大汗淋漓,风去湿存,病必不除。且火热内攻,与湿相合,可能引起发黄或衄血等病变。

二十一、病者一身尽疼,发热,日晡所剧者,名风湿。此病伤于汗出当风,或久伤取冷①所致也,可与麻黄杏仁薏苡甘草汤。

麻黄杏仁薏苡甘草汤方:

麻黄(去节)半两(汤炮) 甘草一两(炙) 薏苡仁半两 杏仁十个(去皮尖,炒)

上锉麻豆大,每服四钱匕,水盏半,煮八分,去滓,温服。有微汗,避风。

【词解】

① 取冷:是贪凉的意思。

释 义 本条论风湿在表用麻杏薏甘汤的证治。一身尽疼,发热,虽与前条麻黄加术汤证相同,但在程度上,本证身疼等表证较轻,所以方剂用量很小;在病情上,本证日晡发热增剧,日晡属阳明,有化燥化热的倾向,所以不用桂枝、白术而用薏苡仁。

风湿在表，可以汗解，但发汗必须得法，纵有表实无汗之证，用发汗药只可使其微微汗出为度，不可如水淋漓。以上两方，麻黄加术汤白术用量多于麻黄，正欲其得汗而不至过汗；至于麻杏薏甘汤，全方用量既轻，甘草又倍于麻黄，更属微汗之剂。

二十二、风湿脉浮身重，汗出恶风者，防己黄芪汤主之。

防己黄芪汤方：

防己一两　甘草半两（炒）　白术七钱半　黄芪一两一分（去芦）

上锉麻豆大，每抄五钱匕，生姜四片，大枣一枚，水盏半，煎八分，去滓，温服，良久再服。喘者加麻黄半两，胃中不和者加芍药三分，气上冲者加桂枝三分，下有陈寒者加细辛三分。服后当如虫行皮中，从腰下如冰，后坐被上，又以一被绕腰以下，湿令微汗，差。

释　义　本条论风湿在表属于表虚的证治。风湿在表，法当从汗而解，然汗不待发而自出，而又身重恶风，是邪未解而表已虚，故不用麻黄之发汗，而用黄芪之固表，防己之泄湿，白术、甘草，所以助黄芪建中气而使卫阳复振。服后如虫行皮中，即是卫阳复振，风湿欲解之验。

二十三、伤寒八九日，风湿相搏，身体疼烦，不能自转侧，不呕不渴，脉浮虚而涩者，桂枝附子汤主之；若大便坚，小便自利者，去桂加白术汤主之。

桂枝附子汤方：

桂枝四两（去皮）　生姜三两（切）　附子三枚（炮去皮，破八片）　甘草二两（炙）　大枣十二枚（擘）

上五味，以水六升，煮取二升，去滓，分温三服。

白术附子汤方：

白术二两　附子一枚半（炮去皮）　甘草一两（炙）生姜一两半（切）　大枣六枚（擘）

上五味，以水三升，煮取一升，去滓，分温三服。一服觉身痹，半日许再服，三服都尽，其人如冒状，勿怪，即是术、附并走皮中，逐水气，未得除故耳。

释　义　本条论述风湿病用桂枝附子汤的脉证及其加减应用的方法。伤寒八九日，风湿相搏，身体疼烦，不能自转侧，是表证仍然存在。不呕不渴，是里无热。脉象浮虚，是软而无力，涩是迟滞而不流利。治以桂枝附子汤。"若"字承上文而言，说明服前方后大便已实，小便已通，可知服药之前见到小便不利，大便反快的症状。前证因湿胜阳微，气化不行，所以用桂枝附子汤温阳除湿而化气。服后大便由溏泄转为坚实，小便由不利转为自利，是阳通湿减，气化已行，所以续进原方，但减少其用量，并去桂枝之通阳解表，加白术之健脾行湿，以恰合病情。

二十四、风湿相搏，骨节疼烦掣痛①，不得屈伸，近之则痛剧，汗出短气，小便不利，恶风不欲去衣，或身微肿者，甘草附子汤主之。

甘草附子汤方：

甘草二两（炙）　白术二两　附子一枚（炮去皮）桂枝四两（去皮）

上四味，以水六升，煮取三升，去滓，温服一升，日三服。初服得微汗则解，能食。汗出复烦者，服五合。恐一升多者，服六七合为妙。

【词解】

①　掣痛：就是抽掣而痛。

释　义　本条论述风湿病用甘草附子汤的证候。骨节疼烦掣痛，不可屈伸，近之痛剧，表湿已由肌肉侵入关节，较前条身体疼痛证为重。汗出短气，恶风不欲去衣，是内外之阳皆虚。或身微肿，亦为阳不化湿，湿溢肌表所致。由于本证内外阳气皆虚，故桂枝、术、附并用，兼走表里，助阳化湿。

桂枝附子汤、白术附子汤与甘草附子汤三方，同治阳虚不能化湿的风湿相搏证，但主治证候却有区别。桂枝附子汤证为表阳虚而证重，故桂、附相合，温经通阳以散风湿；白术附子汤证为里阳虚而证已转轻，故术、附相合，健脾行湿以逐水气；甘草附子汤证为表里之阳皆虚，故术、桂、附并用，助阳温经以除风湿。

二十五、太阳中暍①，发热恶寒，身重而疼痛，其脉弦细芤迟。小便已，洒洒然毛耸，手足逆冷，小有劳，身即热，口开，前板齿②燥。若发其汗，则恶寒甚；加温针，则发热甚；数下之，则淋甚。

【词解】

① 中暍：即伤暑。

② 前板齿：指门齿。

释义 本条论述中暍的主要脉证。中暍即伤暑证。暑为六淫之一，先伤太阳，恶寒发热亦与一般表证相同。但暑多挟湿，故又见身重而疼痛。由于暑月天气炎热，容易出汗，喻嘉言所谓"夏月人身之阳以汗而外泄，人身之阴以热而内耗，阴阳两俱不足"，所以其他外感初起多见实证，而伤暑却多呈气阴两伤的现象。其脉或见弦细，或见芤迟，都属虚象。太阳内合膀胱，外应皮毛，小便之后，热随尿失，一时阳气虚馁，所以感觉形寒毛耸。阳虚不温四肢，所以手足逆冷。但稍有劳动，又即阳外浮而身热，口开气喘；阴内虚而津液干燥。本证实属机体不能适应气候炎热，因虚而致之疾病，热不甚高，虚象却很突出。夏月常能见到这种症状。本条未出方治，用后世清暑益气汤加减以清热除湿、益气生津，恰为对证。如误发其汗，则阳气外散，恶寒更甚；误用温针，则火热伤阴，发热更甚；一再下之，则津液枯竭，必致小便涩痛如淋。

二十六、太阳中热者，暍是也。汗出恶寒，身热而渴，白虎加人参汤主之。

白虎加人参汤方：

知母六两　石膏一斤（碎）　甘草二两　粳米六合
人参三两

上五味，以水一斗，煮米熟汤成，去滓，温服一升，
日三服。

释　义　本条所论，实为感受暑热之邪所出现的典型症状。
暑为阳邪，所以伤人即现汗出、热、渴之证。恶寒不是表不解，
而是汗出多，肌腠空疏所致。后世叶天士所谓"夏暑发自阳明，
古人以白虎汤为主方"，即指此证而言。但因病在初起，所以称
为太阳中热，然与前条之证，一虚一实，又有不同，故用白虎汤
以清热生津，加人参以益气阴。

二十七、太阳中暍，身热疼重，而脉微弱，此以夏月
伤冷水，水行皮中所致也，一物瓜蒂汤主之。

一物瓜蒂汤方：

瓜蒂二十个

上锉，以水一升，煮取五合，去滓，顿服。

释　义　本条为中暍挟湿之证，故身热疼重而脉微弱，由于
夏月以冷水灌洗周身而致此病。治宜一物瓜蒂汤去身面四肢之水
气，水去暑无所依，则病自解。

结 语

本篇论述痉、湿、暍三病，其症状都从太阳病开始。

本篇所论痉病，属于伤寒范畴，其成因为外感风寒之邪，内因津液不足，伤及太阳筋脉所致。其证，以项背强急，口噤不开，甚至角弓反张为主。其脉，按之紧如弦，直上下行。证属太阳，不离于表，治以解表为主，但在发表散邪之中，必须照顾到津液。葛根汤治表实无汗之刚痉，栝蒌桂枝汤治表虚有汗之柔痉。二方一为发汗，一为解肌，但都有滋养津液、舒缓筋脉的作用。痉病如失于解表，必致入里化燥，因燥成实，治当酌用大承气汤泻热存阴以解其痉。

至于内伤痉病的证治，本篇虽未论及，但在误治成痉三条，指出阴血亏损，津液耗伤，是发生痉病的主要因素，已经启发后人，养血润燥，生津增液，是治疗内伤痉病的原则。

湿病，有外湿和内湿的分别，本篇主要论述外湿，且多兼挟风寒之邪。以身体疼重，骨节烦痛为主证。治法须从汗解。但湿性濡滞，不易骤泄，发汗之法，不在重用表药，而宜用温药振其阳气，蒸发湿邪，使汗出病除。表实无汗者，用麻黄加术汤、麻杏薏甘汤；表虚汗出者，用防己黄芪汤，都取微汗而解。如见湿胜阳微，虽有表证，亦当选用桂枝附子、白术附子、甘草附子三方助阳以化湿。

总之，湿为阴邪，最易伤阳，无论外湿内湿，都应照顾阳气。本篇对内湿的治法，提出以利小便为原则，目的亦在通阳以行气化。而过汗误下，都能导致亡阳虚脱，发生不良的后果。

暍即暑病，本篇所论述的虽只三条，而涉及虚证、实证、挟湿证，暑病的主要证候已经具备。所出方治，白虎加人参汤是治疗暑热有效的方剂；一物瓜蒂汤的疗效，尚待临床验证，学者可识其证而勿泥其方。

百合狐惑阴阳毒病脉证治第三

本篇论述百合、狐惑、阴阳毒三种病的辨证与治疗。这些病的病因、主证及治疗虽然各有不同，但在某些症状上，却有类似的情况，所以合为一篇讨论。

一、论曰：百合病者，百脉一宗，悉致其病也。意欲食复不能食，常默然，欲卧不能卧，欲行不能行，饮食或有美时，或有不用闻食臭时，如寒无寒，如热无热，口苦，小便赤，诸药不能治，得药则剧吐利，如有神灵者，身形如和，其脉微数。

每溺时头痛者，六十日乃愈；若溺时头不痛，淅然者，四十日愈；若溺快然，但头眩者，二十日愈。

其证或未病而预见，或病四五日而出，或病二十日或一月后见者，各随证治之。

释　义　本条指出百合病的病因、症状、诊断、预后和治疗原则，是百合病的总纲。百合病是一种心肺阴虚内热的疾病。由于心主血脉，肺主治节而朝百脉，心肺正常，气血调和，则百脉亦皆得其所养；如心肺阴虚成病，则百脉俱受其累，症状百出，故称"百脉一宗，悉致其病"。

百合病的临床症状有：常默默不言，欲卧不能卧，欲行不能行，想进饮食，但不能食，有时胃纳甚佳，有时又厌恶饮食，如寒无寒，如热无热。用各种药物治疗，效果都不显著，服药后反呕吐不已，或下利不止。由于心之阴血不足，影响神识，故出现恍惚颠倒，自言乱语，但从形体上观察，并没有显著的病态。口苦，小便赤，脉象微数，则全为阴虚内热的征象，为施治本病的主要临床证据。

肺有通调水道，下输膀胱的功用，而膀胱又外应皮毛，其脉上行至头，入络脑，故小便时有头痛或恶风或头眩的症状产生。在临诊时，可据以为判断疾病轻重或痊愈时间的参考。其所记载的日数，并非定数，不可拘泥。

本病多发生于热病之后，为心肺阴液被热耗损，或余热未净所致，偶亦见于未病之前，但以平素多思善虑，事不遂愿，日久情志郁结化火，消铄阴液而引起本病者为最多。应该根据具体情况，随证施治。其治疗原则应着眼于心肺阴虚内热为主，不可妄用汗、吐、下等法，以免更伤阴液。

二、百合病发汗后者，百合知母汤主之。

百合知母汤方：

百合七枚（擘）　知母三两（切）

上先以水洗百合，渍一宿，当白沫出，去其水，更以泉水二升，煮取一升，去滓；别以泉水二升煎知母，取一升，去滓；后合和，煎取一升五合，分温再服。

释　义　百合病本不应发汗，若医者误以为表实证而发汗，汗后损失津液，导致肺阴更为不足，虚热加重，故用百合知母汤，养肺阴，清肺热。用泉水煎药，是因泉水具有下热利尿，能使热从小便排出的功用。以下诸方都用泉水煎药，意义与此相同。

三、百合病下之后者，滑石代赭汤主之。

滑石代赭汤方：

百合七枚（擘）　滑石三两（碎，绵裹）　代赭石如弹子大一枚（碎，绵裹）

上先以水洗百合，渍一宿，当白沫出，去其水，更以泉水二升，煎取一升，去滓；别以泉水二升煎滑石、代赭，取一升，去滓；后合和重煎，取一升五合，分温服。

【校勘】

《外台秘要·卷二》"滑石代赭汤"作"百合滑石代赭汤"。

释　义　百合病本不应用下法，若误认为里实证而使用下法，下后部分阴液从大便排出，故小便反而减少，同时又因泻下之药每为苦寒之品，用后伤其胃气，出现胃气上逆之证，故用滑石代赭石汤，以百合润肺而养阴，滑石清热而利小便，赭石重镇而降逆气。

四、百合病吐之后者，用后方^①主之。

百合鸡子黄汤方：

百合七枚（擘）　鸡子黄一枚

上先以水洗百合，渍一宿，当白沫出，去其水，更以泉水二升，煮取一升，去滓，内鸡子黄，搅匀，煎五分，温服。

【词解】

① 后方：指百合鸡子黄汤。

释　义　百合病本不应用吐法，若误认为痰涎壅滞而用吐法，吐后肺胃之阴受损，故用百合鸡子黄汤，以百合清养肺阴，鸡子黄滋润胃阴。

五、百合病不经吐、下、发汗，病形如初者，百合地黄汤主之。

百合地黄汤方：

百合七枚（擘）　生地黄汁一升

上以水洗百合，渍一宿，当白沫出，去其水，更以泉水二升，煎取一升，去滓，内地黄汁，煎取一升五合，分温再服。中病，勿更服。大便当如漆。

释义 上三条是百合病汗、吐、下后的治法，本条指出百合病的正治法。所谓病形如初，即指具有第一条的症状，这些症状，全为心肺阴虚内热所引起。因肺主气，心主血，故用百合地黄汤。百合养肺阴而清气热，生地黄益心营而清血热，阴足热退，百脉因之调和，病自可愈。服药后大便呈黑色，为地黄本色，不必惊惧。

六、百合病一月不解，变成渴者，百合洗方主之。

百合洗方：

上以百合一升，以水一斗，渍之一宿，以洗身。洗已，食煮饼，勿以盐豉也。

释义 百合病日久不愈，症现口渴，表明肺阴虚损较甚，仅用百合地黄汤不能完全解决，必须再用百合渍水洗身。因肺主皮毛，其气相通，用百合渍水洗皮肤，洗其外，亦可通其内，以收滋阴润燥之效。煮饼系小麦粉制成，能益气养津，为本证患者适宜的食物。这说明若能调节饮食，适其寒温，也可帮助除热止渴，并不是说非食煮饼不可。盐豉因能增渴，故忌用。

七、百合病渴不差者，栝蒌牡蛎散主之。

栝蒌牡蛎散方：

栝蒌根　牡蛎（熬）等分

上为细末，饮服方寸匕，日三服。

释　义　本条指出百合病兼有口渴，用百合洗方不解的治法。此因病重药轻，药不胜病，故再用本方内服，以栝蒌根清解肺胃之热，生津止渴；牡蛎引热下行，使热不继续上烁津液。津生热降，渴证自解。

八、百合病变发热者一作发寒热，百合滑石散主之。

百合滑石散方：

百合一两（炙）　滑石二两

上为散，饮服方寸匕，日三服。当微利者，止服，热则除。

释　义　本条指出百合病经久不愈，兼有发热的治法。百合病本为如寒无寒，如热无热，不应发热；今变发热，是热盛于里，外达肌肤的征象，故仍用百合滋养肺阴，滑石清里热而利小便，使热从小便排出。

九、百合病见于阴者，以阳法救之；见于阳者，以阴法救之。见阳攻阴，复发其汗，此为逆；见阴攻阳，乃复下之，此亦为逆。

释　义　本条说的是百合病的治疗原则。百合病的主要病机为阴虚内热，已如上述。治当补其阴之不足以调整阳之偏性，即所谓"见于阳者，以阴法救之"。本篇治百合病诸方，即为此而设。

但阴虚之甚者，阴中之阳亦受损害，往往兼见怯寒、神疲等症。在治疗上又当酌用养阳之法，即所谓"见于阴者，以阳法救之"。本篇对于此种证治，虽未具体论述，学者要当隅反。后世治此等证，常用温柔养阳之法，临证时可以参考应用。这都是《黄帝内经》用阴和阳、用阳和阴之义。若病见于阳，误以为实热，而攻其阴（指用攻下法），见其下之不愈，复发其汗，这是以虚为实，且汗下逆施，是错误的；病见于阴，误以为外感寒邪，而攻其阳（指用发汗法），见其汗之不愈，乃复下之，这是以内伤之病误作外感，妄行汗下，也同样是错误的。尤在泾说："百合为邪少虚多之证，故不可直攻其病，亦不可误攻其无病如此。"

十、狐蟚之为病，状如伤寒，默默欲眠，目不得闭，卧起不安，蚀①于喉为蟚，蚀于阴②为狐，不欲饮食，恶闻食臭，其面目乍赤、乍黑、乍白。蚀于上部③则声喝④_{一作嗄}，甘草泻心汤主之。

甘草泻心汤方：

甘草四两（炙）　黄芩　人参　干姜各三两　黄连一两　大枣十二枚（擘）　半夏半升

上七味，水一斗，煮取六升，去滓再煎，温服一升，日三服。

【词解】

① 蚀：就是腐蚀。

② 阴：指前后二阴。

③ 上部：指喉部。

④ 声喝：就是说声音嘶哑。

释　义　本条指出狐𧏾病的症状及病变在喉部的治法。本病是因湿热诱发而起。其主要病变为喉部及前阴、后阴（肛门）腐蚀溃烂。蚀于喉为𧏾，食于前阴或后阴为狐，故统称为狐𧏾病。因这些部位，经常潮湿，易为湿热之邪所侵袭，故最易腐蚀。其全身症状，颇似伤寒，发展迅速。由于湿热内扰，可出现心神不安，神志恍惚，沉默想睡，但又不能闭目安睡，睡了又想起来，甚至面目见有一阵红、一阵黑、一阵白等现象。湿热影响脾胃，故不思饮食，恶闻食臭。腐蚀喉部，故声音嘶哑，可用甘草泻心汤治疗。方中用甘草、黄连、黄芩等药解毒清热，配干姜苦辛相合，配人参、大枣、半夏健运中焦，清化湿热。

十一、蚀于下部①则咽干，苦参汤洗之。

苦参汤方：

苦参一升，以水一斗，煎取七升，去滓，熏洗，日三服。

【校勘】

《金匮悬解》作"苦参一斤"。《医宗金鉴》《金匮要略心典》均无"服"字。

【词解】

① 下部：这里指前阴。

释　义　本条承上文，指出蚀于下部前阴的治法。因足厥阴肝脉，绕阴器，抵少腹，上通于咽喉。前阴腐蚀溃烂后，其热循经自下而冲上,故咽干。用苦参汤熏洗前阴病处,除湿热以治其本,则咽干自愈。

十二、蚀于肛者,雄黄熏之。

雄黄

上一味为末,筒瓦二枚合之,烧向肛熏之。

释　义　本条承上两条而论蚀于下部后阴(肛门)的治法,用雄黄熏病处。

十三、病者脉数,无热,微烦,默默但欲卧,汗出,初得之三四日,目赤如鸠[①]眼;七八日,目四眦[②]黑。若能食者,脓已成也,赤小豆当归散主之。

赤小豆当归散方:

赤小豆三升(浸令芽出,曝干)　当归

上二味,杵为散,浆水服方寸匕,日三服。

【校勘】

《千金要方·卷十》,当归用"三两"。

【词解】

① 鸠:鸟名,俗称斑鸠。

② 四眦:指两眼内外眦。

释　义　本条说明狐惑病成脓之证治。脉数,微烦,默默但欲卧,是里热盛的征象。无热汗出,表示病不在表,说明血分已有热。目赤如鸠眼，是因血中之热，随肝经上注于目，为蓄热不去，即将成痈脓的征象；如两眼内外眦的颜色呈黑，表明瘀血内积，脓已成熟。此时病势集中于局部，对脾胃的影响反轻，所以病人能食。主用赤小豆当归散治疗，以赤小豆渗湿清热，解毒排脓；当归活血，去瘀生新；浆水清凉解毒。

十四、阳毒之为病，面赤斑斑如锦文，咽喉痛，唾脓血。五日可治，七日不可治，升麻鳖甲汤主之。

十五、阴毒之为病，面目青，身痛如被杖[1]，咽喉痛。五日可治，七日不可治，升麻鳖甲汤去雄黄、蜀椒主之。

升麻鳖甲汤方：

升麻二两　当归一两　蜀椒（炒去汗）一两　甘草二两　鳖甲手指大一片（炙）　雄黄半两（研）

上六味，以水四升，煮取一升，顿服之，老小再服，取汗。

【词解】

① 身痛如被杖：形容身如受棍打一样疼痛。

释　义　以上二条论述阴阳毒的证治及预后。阴阳毒病系感受疫毒所致。面赤斑斑如锦文，咽喉痛，唾脓血，是阳毒的主证。血分热盛，故面部起红斑如锦纹；热灼咽喉故痛；热盛肉腐，肉腐则成脓，故吐脓血。五日可治，七日不可治，是指出早期治疗的重要意义。早期邪毒未盛，正气未衰，易于治愈；日久则毒盛正虚，比较难治。主以升麻鳖甲汤，升麻、甘草清热解毒；鳖甲、当归滋阴散瘀；雄黄解毒；用蜀椒之温不妥，可除。总之，本汤治阳毒，具有清热、解毒、散瘀的作用。

面目青，身痛如被杖，咽喉痛，是阴毒的主证。疫毒侵袭血脉，瘀血凝滞，阻塞不通，故出现面目色青；经脉阻塞，血液流行不畅，故遍身疼痛如被杖一样；疫毒结于咽喉，故作痛。治疗仍用升麻鳖甲汤，解毒散瘀。《李今庸金匮要略讲稿》云："去雄黄、蜀椒是为阴毒病在阴分，不堪受用此辛热、燥烈之品，以免重伤其阴气。"五日可治，七日不可治的含义，与阳毒同。

结　语

本篇论述了百合病、狐惑、阴阳毒三种病的证治。

百合病系一种心肺阴虚内热的疾患，多见于热病之后，口苦、小便赤、脉微数等症是治疗的依据，至于神志方面不正常的表现，变化无定。治疗原则，以清养心肺之阴为主，百合地黄汤为主方。如因多思善虑，事不遂愿而引起者，治疗时必须配以思想说服工作。

狐惑病是一种湿热浸淫所引起的疾患，以咽喉腐蚀、前后二阴溃烂为特征。治疗原则以清利湿热为主，根据侵犯的部位，选用甘草泻心汤、苦参汤、雄黄熏法等。

阴阳毒是一种感受疫毒所致的疾患。阳毒、阴毒均有咽喉痛，但阳毒证以面赤斑斑如锦纹、吐脓血为其主要表现，而阴毒证以面目色青、身痛如被杖为特点，二者均以解毒清热、活血散瘀为治疗原则，可用升麻鳖甲汤随证加减。若再参考后世对瘟疫、温毒发斑的治法，疗效更好。

疟病脉证并治第四

本篇论述疟疾（即疟病）的辨证施治，依据脉证的不同表现提出了治疗疟疾的原则，并对温疟、牝疟二种疟疾提出具体方治，同时指出疟疾日久不愈，可以形成疟母。篇中所述治疗疟疾的原则和具体方剂，都行之有效，为后世所广泛采用。

一、师曰：疟脉自弦，弦数者多热，弦迟者多寒。弦小紧者下之差，弦迟者可温之，弦紧者可发汗针灸也，浮大者可吐之，弦数者风发①也，以饮食消息②止之。

【词解】

① 风发：风，这里泛指邪气。风发，是指感受疟邪而发热。

② 消息：观察的意思。

释　义　本条首先指出疟疾的主脉，随即据不同的脉证，论述治疗的原则。疟疾病人的脉象，多呈弦脉，故称"疟脉自弦"。基于病人体质及病情的不同，证有偏热或偏寒之差异，故有"弦数者多热，弦迟者多寒"的区别。脉弦小而紧的，其病在里，可用下法；脉弦而迟的，证偏于寒，可用温法；脉弦紧的，证属表寒，可用发汗或针灸疗法；脉浮大的，病在上，可用吐法；脉弦数的多由于热，热极必耗损胃中津液，此时可斟酌选用适合病情的甘寒饮食来帮助药物治疗。

二、病疟以月一日发，当以十五日愈，设不差，当月尽解，如其不差，当云何？师曰：此结为癥瘕^①，名曰疟母，急治之，宜鳖甲煎丸。

鳖甲煎丸方：

鳖甲十二分（炙）　乌扇三分（烧）　黄芩三分　柴胡六分　鼠妇三分（熬）　干姜三分　大黄三分　芍药五分　桂枝三分　葶苈一分（熬）　石韦三分（去毛）　厚朴三分　牡丹五分（去心）　瞿麦二分　紫葳三分　半夏一分　人参一分　䗪虫五分（熬）　阿胶三分（炙）　蜂窠四分（炙）　赤硝十二分　蜣螂六分（熬）　桃仁二分

上二十三味，为末，取煅灶下灰一斗，清酒一斛五斗，浸灰，候酒尽一半，着鳖甲于中，煮令泛烂如胶漆，绞取汁，内诸药，煎为丸，如梧子大，空心服七丸，日三服。

【词解】

① 癥瘕：指腹内的痞块。

52

释　义　本条主要说明疟母形成的原因及其治法。所谓"病疟以月一日发,当以十五日愈,设不差,当月尽解",系指疟疾经过一定时日,可能正胜邪却,自告痊愈。但亦有日久不愈,反复发作,正气渐衰,疟邪假血依痰,结成痞块,居于胁下,即为疟母。疟母不消,则影响气血流行,故宜急治,可用鳖甲煎丸治疗。丸中重用鳖甲,取其软坚散结的作用;配大黄、桃仁、䗪虫、蜣螂等药,活血破瘀;以人参、阿胶、桂枝、芍药等药调和营卫,增强正气,使邪去而不伤正。本丸具有攻补兼施、扶正祛邪的作用。

鳖甲煎丸,不独专治疟母一病,而由其他原因引起的癥瘕,凡属于正虚邪久不除的,都可选用。但本方虽有扶正之药,仍以驱邪为主;久病体弱者,若单用此丸久服,有时不但不能消结,反有伤正的缺点,故宜与补益之剂合用。

三、师曰:阴气孤绝,阳气独发,则热而少气烦冤[1],手足热而欲呕,名曰瘅疟。若但热不寒者,邪气内藏于心,外舍分肉之间,令人消铄脱肉。

【词解】

[1]　烦冤:郁闷不舒的感觉。

释　义　本条论述但热不寒的瘅疟的病机和症状。阴气孤绝,阳气独发,是本病的病机。由于患者素体阳盛,阳胜则热,故发病后表现为但热而不寒。热盛伤气,故少气而烦冤。四肢为诸阳之本。阳盛故手足热。热伤胃阴,胃气上逆,所以欲作呕吐。"邪气内藏于心,外舍分肉之间"二句须活看,实际是说明内外热盛,耗伤阴液,令人肌肉消铄的病理。

四、温疟者，其脉如平，身无寒但热，骨节疼烦，时呕，白虎加桂枝汤主之。

白虎加桂枝汤方：

知母六两　甘草二两（炙）　石膏一斤　粳米二合　桂枝（去皮）三两

上锉，每五钱，水一盏半，煎至八分，去滓，温服，汗出愈。

【校勘】

《脉经》《千金》"呕"下有"朝发暮解，暮发朝解，名曰温疟"。

释　义　本条说明身无寒但热的温疟的脉证及治祛。其脉如平，谓温疟患者症状具备，脉亦可以不显弦象。身无寒但热，为内热盛的征象。但临床所见，温疟亦微有恶寒，若同时见骨节烦疼，此为表邪未解。热伤胃气，故时时作呕。可用白虎汤清热、生津、止呕，加桂枝以解表邪。

温疟、瘅疟，从其基本的寒热症状来说，温疟身无寒但热，瘅疟但热不寒，均为热盛的表现，但有程度上的区别。瘅疟病重，温疟较轻，故可看作一类，所不同者，仅为兼证相异而已。

五、疟多寒者，名曰牝疟，蜀漆散主之。

蜀漆散方：

蜀漆（洗去腥）　云母（烧二日夜）　龙骨等分

上三味，杵为散，未发前以浆水服半钱。温疟加蜀漆半分，临发时服一钱匕。

【校勘】

牝疟，原文作"牡疟"，"牡"字误，今据《外台》引《伤寒论》改正。

释　义　本条说明寒多热少的牝疟的证治。由于寒多热少，属阴证，故称为牝疟。此型患者素体阳虚，起病后阳气不能外达肌表，所以出现寒多热少的症状。主用蜀漆散治疗。蜀漆为常山的幼苗，功用与常山相同，治疟的效力很强。因阳虚之体，蜀漆上越之势过猛，恐引起呕吐，故配以龙骨、云母，助阳扶正，镇逆安神。方后"温疟加蜀漆半分"，疑有误，因本方不是治温疟的方剂。

运用常山或蜀漆治疟疾，疗效显著，已为广大医务工作者所熟知。唯在服用本方及含有蜀漆或常山之方剂时，必须注意要在未发前一至二小时服药，过早则达不到效果，过迟亦无效，甚或发作更为剧烈。所以古人提出"未发前"投药的方法，这是用本方治疗疟疾的一个关键问题。

附《外台秘要》方

牡蛎汤：治牝疟。

牡蛎四两（熬）　麻黄四两（去节）　甘草二两　蜀漆三两

上四味，以水八升，先煮蜀漆、麻黄，去上沫，得六升，内诸药，煮取二升，温服一升。若吐，则勿更服。

柴胡去半夏加栝蒌根汤：治疟病发渴者，亦治劳疟。

　柴胡八两　人参　黄芩　甘草各三两　栝蒌根四两
生姜二两　大枣十二枚

上七味，以水一斗二升，煮取六升，去滓，再煎，取
三升，温服一升，日二服。

柴胡桂姜汤：治疟寒多微有热，或但寒不热服一剂即效。

　柴胡半斤　桂枝三两（去皮）　干姜二两　栝蒌根四
两　黄芩三两　牡蛎三两（熬）　甘草二两（炙）

上七味，以水一斗二升，煮取六升，去滓，再煎，取
三升，温服一升，日三服。初服微烦，复服汗出便愈。

结　语

本篇论述了疟疾的辨证施治问题。首先指出了疟疾病人的脉
象多为弦数，继则又从脉的弦迟或弦数，分清了疟疾的偏寒偏热。
篇中从寒热的多寡程度，提出了瘅疟、温疟、牝疟三种不同的证型，
温疟用白虎加桂枝汤，牝疟用蜀漆散，而瘅疟未出方。篇中还论
述了疟疾日久不愈，可以形成痞块，结于胁下，称为疟母。我们
认为二千年前，中医学提出了这种疟母形成的事实与理论，的确
是十分可贵的。其鳖甲煎丸治疗疟母的方法，迄今仍广泛使用。

此外，从篇中还可以看出，根据患者素体阴阳盛衰的情况，
而有瘅疟、温疟、牝疟等偏热、偏寒的不同症状。在治疗上，一
方面用蜀漆除疟邪，另一方面又从个体的不同情况出发，采用了

不同的扶正达邪方法，达到治疟的目的。例如：无寒但热的温疟，除了可用蜀漆外，以白虎汤清热生津，加桂枝解表和营；而寒多热少的牝疟，用蜀漆治疗，并配以云母、龙骨，恢复阳气。都是为了达到扶正达邪的作用。

至于瘅疟，从其证情上看来，应是温疟的一类，仅病情较重而已。不论温疟、瘅疟、牝疟，都是以患者机体和病情所表现的寒热症状之偏盛而分的类型，可作为辨证施治的依据。

中风历节病脉证并治第五

本篇论述中风、历节两种与风有关的疾病。古代医家对风病是从广义的角度上去认识的，即除了因外感风邪而发病的称为风病外，凡属病起急骤，而又见证多端，与自然界中"风性善行而数变"等特性相似的，亦均认为属于风病。本篇所述中风，多先见猝倒，然后出现半身不遂，口眼歪斜，甚或神志丧失，不能言语等证，好像暴风摧残树木，而致枝断干摇的情况相同，故临床上将此类疾病，类比为中风。

其实，细考本篇论述中风之脉证，均属正气亏虚，气血瘀阻，不能濡养经脉藏府所致；虽有时外受风邪可以成为发病之诱因，但绝非致病之主因。至于历节一病，则除正气亏虚为发病条件外，与感受风邪尚有较密切之关系。古人从广义上去认识风病，故将两者合为一篇讨论。

中风一义，自刘河间始，已与前人有不同的、进一步的认识。《河间六书》中已提出本病非外中于风，以及"俗云风者，言末而忘其本也"等见解。李东垣也认为："中风者，非外来风邪，乃本气自病也。"至张景岳更有《非风论》驳斥以中风病机为外风的错误观点，他说："非风一证，即时人所谓中风证也。此证多见卒倒，卒倒多由昏愦，本皆内伤积损颓败而然，原非外感风寒所致。而古今相传，咸以中风名之，其误甚矣。"从而可见，历代医家通过实践的观察，对本病已有了相当清楚的认识。

我们在学习本篇时，首先应该正确理解"中风"的含义，这样才能分清主次，抓住关键的所在。

一、夫风之为病，当半身不遂①，或但臂不遂者，此为痹，脉微而数，中风使然。

【词解】

① 不遂：不能随意运动。

释义 本条说明中风一病之脉证。中风的主要症状是突见左侧或右侧半身不能随意运动，若病变较轻者，可能只出现一臂不能随意运动，乃由于经脉痹阻，瘀塞不通，以致气血不能畅行之故。"或但臂不遂者，此为痹"一句，明确地指出了中风与痹症的不同点，应当辨别。"脉微而数"是气血亏虚的现象，这就更清楚地说明了本病的根本问题在于藏府之虚弱。"中风使然"一句是总结上文，意味着如见到上述脉证者，则为中风病。

本条的意义，乃是说明中风的内因，为经脉瘀阻、闭塞不通之意，与外感风寒湿邪所致之痹证不同。

二、寸口脉浮而紧，紧则为寒，浮则为虚；寒虚相搏，邪在皮肤；浮者血虚，络脉空虚；贼邪不泻，或左或右；邪气反缓，正气即急，正气引邪，喎僻①不遂。

邪在于络，肌肤不仁；邪在于经，即重不胜②；邪入于府，即不识人；邪入于藏，舌即难言，口吐涎。

【词解】

① 喎僻：就是口眼歪斜。

② 重不胜：肢体重滞不易举动。

释　义　本条承上条叙述中风一病所出现的各种症状，并对其病机加以适当说明。中风病中常见的口眼歪斜一证，其脉象寸口多见浮紧。浮非表证，乃属血虚，亦即《血痹虚劳》篇所云"脉浮者，里虚也"之意；紧脉一般主寒，但有时在虚证亦能见此脉象，如《血痹虚劳》篇中指出阴阳两虚证亦可见微紧之脉。

由于气血本虚，更因运行不畅而致经脉痹阻，络脉之濡养亦同时感到不足，如偶感外邪（外感寒邪亦属其中之一），深入而不得宣泄，则经脉瘀阻更甚，营气不能畅通，故经络不用而缓，但无邪之处，气血尚能运行，相对的反见拘急；缓者为急者牵引，遂见口眼歪斜，此即"正气引邪"之意，故中风病所见的口眼歪斜，向左歪者邪反在右。

中风的主要病机为经脉痹阻，已如上述。如病变较轻者，只是络脉受病，营气不能运行于肌表，以致肌肤麻木不仁；若病变较重者，则可致主要之经脉阻滞，气血不能运行，以致肢体重滞不易举动；若病势更重，影响有关之藏府，即能出现不识人、不能言语、口中吐涎等藏府功能严重紊乱的现象。

仲景在此条中未指明究属何藏何府受病，后世医家根据对中风一病实践的经验，认为此病多见于中年以后，根本原因在于藏府气血之虚衰，而又以肝肾二藏为主。正气已虚，加之外因诱发，致阴阳失调，气血逆乱而发病，这与《黄帝内经》所云"血之与气，并走于上，则为大厥"的病机，实相一致。

侯氏黑散：治大风四肢烦重，心中恶寒不足者。《外台》治风癫。

菊花四十分　白术十分　细辛三分　茯苓三分　牡蛎三分　桔梗八分　防风十分　人参三分　矾石三分　黄芩五分　当归三分　干姜三分　芎䓖三分　桂枝三分

上十四味，杵为散，酒服方寸匕，日一服，初服二十日，温酒调服，禁一切鱼肉大蒜，常宜冷食，六十日止，即药积在腹中不下也。热食即下矣，冷食自能助药力。

三、寸口脉迟而缓，迟则为寒，缓则为虚；营缓则为亡血，卫缓则为中风。邪气中经，则身痒而瘾疹；心气不足，邪气入中，则胸满而短气。

释　义　"身痒而瘾疹"即今所指风疹块一类疾患，其证常突然皮肤出现瘾疹而作痒。由于风疹之来去无定，亦有如风之突然而至者，故在此连类述及。

脉迟而缓，迟为寒象，缓脉为虚，实际是营卫不足的反映。营虚则血不足，所以说"营缓则为亡血"；卫虚则卫外机能减弱，易受外邪，所以说"卫缓则为中风"。总的来说，营卫不足，再受外因诱发，即易导致本病。

临床所见的风疹块，如病情严重者，往往伴发胸闷，因胸闷而感觉呼吸不畅。"心气"泛指正气。"心气不足，邪气入中"两句，是说明风疹而伴发胸满短气的病机，也与正气不足有关。

风引汤：除热瘫痫。

大黄　干姜　龙骨各四两　桂枝三两　甘草　牡蛎各二两　寒水石　滑石　赤石脂　白石脂　紫石英　石膏各六两

上十二味，杵，粗筛，以韦囊盛之，取三指撮，井花水三升，煮三沸，温服一升。治大人风引，少小惊痫瘛疭，日数十发，医所不疗，除热方。巢氏云：脚气宜风引汤。

防己地黄汤：治病如狂状，妄行，独语不休，无寒热，其脉浮。

防己一分　桂枝三分　防风三分　甘草一分

上四味，以酒一杯，浸之一宿，绞取汁；生地黄二斤，㕮咀，蒸之如斗米饭久，以铜器盛其汁；更绞地黄汁，和，分再服。

头风摩散方：

大附子一枚（炮）　盐等分

上二味，为散，沐了，以方寸匕，以摩疾上，令药力行。

四、寸口脉沉而弱，沉即主骨，弱即主筋，沉即为肾，弱即为肝。汗出入水中，如水伤心①，历节黄汗②出，故曰历节。

【词解】

①　如水伤心：心主血脉。如水伤心，犹言水湿伤及血脉。

②　黄汗：这里是指历节病中的伴发症状，是关节痛处溢出黄水，故曰"历节黄汗出"，与黄汗病的汗出色黄，遍及全身者不同。

释　义　本条说明历节的成因及其主要脉证。肾主骨，维系人身之元气；肝主筋而藏血液。肾气不足，所以脉沉；肝血不足，所以脉弱。寸口脉沉而弱，正为肝肾不足的征象。汗出腠理开，因入水中，水气内侵，伤及血脉，浸淫筋骨，流入关节，阻碍气血畅通，致周身关节皆痛，且痛处出黄汗，故名为历节。可见肝肾先虚为历节之本，水气内侵为历节之标。由此可以推知历节多从虚得，治疗时当究其本，不可专治其标。

五、趺阳脉浮而滑，滑则谷气实，浮则汗自出。

释　义　本条文义未完，疑有脱简。大意是说，趺阳以候胃，脉滑为谷气实，谷气实则内热盛；脉浮为风，风性疏泄，则腠理开；内热盛而腠理开，故汗自出。假如汗出当风，或汗出入水中，内外相感，可能成为历节病。

六、少阴^①脉浮而弱，弱则血不足，浮则为风，风血相搏，即疼痛如掣。

【词解】

① 少阴：指手少阴神门脉，在掌后锐骨端陷中；足少阴太溪脉，在足内踝后五分陷中。

释 义 本条主要是论述血气虚，风邪袭入引起的历节病。少阴为心、肾之脉，弱脉为血气不足的表现，浮脉为有风的征象，这是因血不足而风邪乘虚内入的缘故。邪气内入，营血愈耗，不能营养筋骨，风血相搏于其间，所以关节掣痛，不能屈伸。本证虽未出方治，法当以养血为主，所谓"治风先治血，血行风自灭"，就是指这种病证说的。

七、盛人^①脉涩小，短气，自汗出，历节痛不可屈伸，此皆饮酒汗出当风所致。

【词解】

① 盛人：即肥人。

释 义 本条是说明湿盛的体质，饮酒汗出当风所致的历节病。肥盛的人，气血一般旺盛，脉象不应涩小，今见脉涩小，短气，自汗，这是湿盛阳虚的表现。因湿盛于内，阳气必衰，脉亦搏动无力，所以出现涩小的状态。阳气不足，所以短气。阳虚不能护外，所以自汗出。此因饮酒出汗，腠理大开，风入与湿相合，流于关节之间，阻碍气血运行，所以关节疼痛不可屈伸。本条虽未出方，若据脉合证，当温经复阳，祛风驱湿，如桂枝附子汤、甘草附子汤之类，皆可化裁运用。

综上所述，历节病的病因有肝肾先虚而又水湿外侵者；有血虚风入，风血相搏者；亦有阳虚不能卫外，风湿相合者。可见历节病因虽各有不同，但从虚所得是一致的。

八、诸肢节疼痛，身体尪羸，脚肿如脱，头眩短气，温温欲吐，桂枝芍药知母汤主之。

桂枝芍药知母汤方：

桂枝四两　芍药三两　甘草二两　麻黄二两　生姜五两　白术五两　知母四两　防风四两　附子二枚（炮）

上九味，以水七升，煮取二升，温服七合，日三服。

【校勘】

尪羸：《脉经》作"魁瘰"，关节肿大之状。

释　义　本条论述历节病风湿偏胜的治法。风湿之邪，合而流注于筋骨，搏结于关节，阻碍气血流通，致诸肢节疼痛肿大。"尪羸"应为"魁瘰"，是形容关节疼痛肿大，有如块磥之状。如果邪盛病剧，则关节肿大有如块磥之状。头昏目黑，是风邪上犯。短气呕恶，是湿阻中焦。湿无出路，流注下焦，所以脚肿如脱。治以桂枝芍药知母汤，以桂枝、麻黄、防风通阳驱风于表，芍药、知母和阴于里，生姜、甘草和胃调中；桂、麻配白术，能除表里之湿，合附子温经以复阳。此方临床运用，凡风、寒、湿三气为病，均可随证化裁。

李今庸《古医书研究·〈金匮要略〉考义》中有对"身体尪羸"考证。可参阅之。

九、味酸则伤筋，筋伤则缓，名曰泄。咸则伤骨，骨伤则痿，名曰枯。枯泄相搏，名曰断泄。营气不通，卫不独行，营卫俱微，三焦无所御①，四属断绝②，身体羸瘦，独足肿大，黄汗出，胫冷。假令发热，便为历节也。

【词解】

① 御：作"统驭""统治"讲。

② 四属断艳：是说四肢得不到气血营养。

释　义　本条论述过食酸咸，内伤肝肾所致的历节病，并与黄汗病鉴别其疑似。五味养人，须调和适当，如果偏嗜太过，反能伤人。如酸味本能补肝，过食酸却反伤肝。肝主筋而藏血，肝伤则筋伤血泄，筋伤则弛缓不用，不能随意运动，所以谓之"泄"。咸味本能益肾，过食咸却反伤肾。肾主骨而生髓，肾伤则骨伤髓枯，骨伤痿弱不能行立，所以谓之"枯"。总的来说，恣食酸咸味太过而无节制，势必损伤肝肾，所以说"枯泄相搏"，谓之"断泄"，也就是肝肾俱伤、精竭血虚之意。由于肝为藏血之脏，肾为元气之根，肝肾俱虚，气血亦因之而衰微，元气不能运行于三焦，肢体失其营养，日渐羸瘦，气血循行发生阻碍，湿浊下注，所以两脚独肿大。若无其他症状，只属肝肾虚损。假如胫冷，不发热，遍身出黄汗而无痛楚，是为黄汗病；如果胫不冷，发热，关节痛，即使有黄汗，亦仅在关节痛处，是属历节病，二者必须鉴别。

十、病历节不可屈伸疼痛，乌头汤主之。

乌头汤方：治脚气疼痛，不可屈伸。

麻黄　芍药　黄芪各三两　甘草三两（炙）　川乌五枚（咬咀，以蜜二升，煎取一升，即出乌头。）

上五味，咬咀四味，以水三升，煮取一升，去滓，内蜜煎中更煎之，服七合。不知，尽服之。

释　义　此条说明寒湿偏胜的历节病及其治法。寒气胜者为痛痹，寒湿留于关节，所以疼痛不可屈伸，且痛处寒而不热，脉象沉细，形体虚羸，治以乌头汤。以麻黄通阳开痹，乌头驱寒逐湿，芍药、甘草开血痹以通经脉，使阴阳宣通而气血畅行。麻黄发汗为猛，用黄芪实卫以制其太过；乌头有毒，用白蜜之甘以缓之，使寒湿之邪微微汗出而解，邪去而正不伤。

矾石汤：治脚气冲心。

矾石二两

上一味，以浆水一斗五升，煎三五沸，浸脚良。

附方

《古今录验》续命汤：治中风痱，身体不能自收持，口不能言，冒昧不知痛处，或拘急不得转侧。姚云：与大续命同，兼治妇人产后出血者及老人小儿。

麻黄　桂枝　当归　人参　石膏　干姜　甘草各三两
芎䓖一两五钱　杏仁四十枚

上九味，以水一斗，煮取四升，温服一升，当小汗。薄覆脊，凭几坐，汗出则愈，不汗更服。无所禁，勿当风。并治但伏不得卧，咳逆上气，面目浮肿。

《千金》三黄汤：治中风手足拘急，百节疼痛，烦热心乱，恶寒，经日不欲饮食。

麻黄五分　独活四分　细辛二分　黄芪二分　黄芩二分

上五味，以水六升，煮取二升，分温三服，一服小汗，二服大汗。心热加大黄二分，腹满加枳实一枚，气逆加人参三分，悸加牡蛎三分，渴加栝蒌根三分，先有寒加附子一枚。

《近效》术附汤：治风虚头重眩苦极，不知食味，暖肌补中益精气。

白术二两　附子一枚半（炮去皮）　甘草一两（炙）

上三味，锉，每五钱匕，姜五片，枣一枚，水盏半，煎七成，去滓，温服。

崔氏八味丸：治脚气上入少腹不仁。

干地黄八两　山茱萸　薯蓣各四两　泽泻　茯苓　牡丹皮各三两　桂枝　附子（炮）各一两

上八味，末之，炼蜜和丸梧子大。酒下十五丸，日再服。

《千金》越婢加术汤：治肉极，热则身体津脱，腠理开，汗大泄，厉风气，下焦脚弱。

麻黄六两　石膏半斤　生姜三两　甘草二两　白术四两　大枣十五枚

上六味，以水六升，先煮麻黄，去上沫，内诸药，煮取三升，分温三服。恶风加附子一枚，炮。

结　语

本篇论述中风和历节两病发病的原因、症状及治法，对中风一病着重指出了发病实以内因为主。从论述中风中所说的"脉微而数"，"此为痹"和"紧则为寒，浮则为虚"等说法来看，可以推知是先由藏府衰败，气血两虚，经脉痹阻，偶有外因诱发，即能致病。并指出了中风一般见症是口眼歪斜、半身不遂。根据病情轻重，有在络、在经、入府、入藏等不同症状。篇中虽未出主治方剂，从所附的侯氏黑散、风引汤、防己地黄汤三个方剂推测，不难看出是以补正驱邪、清热息风、养血祛风等为主要措施，但具体治疗方法，还须结合后世方书，才较为全面。

关于历节病的论述，内因方面指出了先由肝肾两虚和气血不足，外因方面主要可归纳为汗出入水中、饮酒汗出当风和风血相搏，并指出了它的主要症状是关节疼痛肿大，痛处出黄汗。其证有偏于风湿、偏于寒湿的不同，所以出桂枝芍药知母汤和乌头汤二方主治。二方的运用，前者是治风湿偏胜，后者是治寒湿偏胜，总的来说不外通阳行痹这一原则。

其中所附的《古今录验》续命汤、《近效》术附汤、《千金》三黄汤、头风摩散，虽然不是本篇的主方，亦可随证选用。

血痹虚劳病脉证并治第六

本篇包括血痹、虚劳两类疾患，由于两者皆因气血虚损所致，故合为一篇，但重点则在于论述虚劳。

关于血痹成因，《素问·五藏生成》说："卧出而风吹之，血凝于肤者为痹。"它和风寒湿三气杂至所引起的痹证的病因不同。在证候表现上，血痹是肌肉麻痹无痛感，如由风寒湿所引起的痹证，则麻痹与疼痛并见。

本篇的虚劳，即《藏府经络》篇所载由五劳、七伤、六极所形成的慢性衰弱疾患，与后世所说的狭义肺劳有别。

本篇对虚劳以五藏气血虚损的发病机理为立论根据，并提出补益脾肾是治虚劳的重要措施。

一、问曰：血痹病从何得之？师曰：夫尊荣人^①骨弱肌肤盛，重因疲劳汗出，卧不时动摇，加被微风，遂得之。但以脉自微涩，在寸口、关上小紧，宜针引阳气，令脉和紧去则愈。

【词解】

① 尊荣人：指旧时代好逸恶劳、养尊处优的人。

释　义　凡不从事劳动，素食甘肥的人，肌肉虽丰盛，实则筋骨脆弱，腠理不固，因而抵抗病邪的能力至为薄弱，稍为劳动，即体疲汗出，汗出则阳气更虚，虽微风亦足以引起疾病。血痹即感受风邪，血行不畅所致。

脉微主阳微，涩主血滞，紧是外受风寒的反应，由于受邪较浅，所以紧脉只出现于寸口和关上。血痹既然是血行不畅所致，但血行不畅之因，实则由于阳气痹阻，故用针刺法以引动阳气，阳气行则邪去，邪去则脉和而不紧，如此，则血痹自愈。

由此知血分凝滞之病，不当独治血分，而是应该先引阳气，亦即气行则血行之意。

此条解读，也可参阅《李今庸金匮要略讲稿》。

二、血痹阴阳俱微，寸口关上微，尺中小紧，外证身体不仁，如风痹状，黄芪桂枝五物汤主之。

黄芪桂枝五物汤方：

黄芪三两　芍药三两　桂枝三两　生姜六两　大枣十二枚

上五味，以水六升，煮取二升，温服七合，日三服。

一方有人参。

释　义　血痹本来是营卫气血俱不足，邪伤血分的疾患。寸口关上微，尺中小紧，即阳气不足，阴血涩滞的反应。血痹证只是肌肉麻痹而无痛感，如受邪较重，亦可以发生疼痛，所以说"如风痹状"。

上条感邪较轻，脉只寸口关上小紧；本条虚的程度较重，受邪亦较深，所以一则说"阴阳俱微"，再则说"尺中小紧"。治以黄芪桂枝五物汤温阳行痹，即《灵枢·邪气藏府病形》篇所说"阴阳形气俱不足，勿刺以针，而调以甘药之义"。本方用黄芪扶气，桂枝通阳为主，辅以芍药除痹，佐以生姜、大枣调和营卫，合用以奏温阳行痹之效。

血痹证除臂部麻木外，其人背部往往亦有酸痛，脉象多微涩。以上两条虽指出轻重两证的不同治法，实则服药与针刺可以结合使用。

三、夫男子平人，脉大为劳，极虚亦为劳。

释　义　昔贤认为肾为先天之本，主藏精，精的耗损，是构成虚劳的主因，故本篇有些条文多标明男子。"平人"是意味着从外形看来好像无病，实则内藏气血已经亏损，从脉象上可以反映出来。

阴阳气血是相互资生的，精为阴之质，精不足则阴虚，阴虚而阳浮，则脉大；但这大不是气盛，而是浮大无力，乃有余于外不足于内的现象。脉极虚是轻按则软，重按极无力，乃精气内损者的本脉。脉大与极虚虽形态不同，但都是虚劳脉象，所以说"脉大为劳，极虚亦为劳"，大与极虚是虚劳病总的脉象。

四、男子面色薄①者，主渴及亡血，卒喘悸②，脉浮者，里虚也。

【词解】

① 面色薄：指面色白而无神。

② 卒喘悸："卒"同"猝"。卒喘悸，谓病人稍一动作即突然气喘、心悸。

释 义 《素问·五藏生成篇》说："心之合脉也，其荣色也。"血不荣于面，故面色㿠白少神。因为病本心肾阴虚，阴虚生内热，热盛则损津液，故口渴。血少则面色无华，故主亡血。肾不纳气故喘；心营虚耗故悸。脉浮不是外感，是大而无力、阴虚阳浮所致，所以说"脉浮者，里虚也"。

这里所说的"里虚"是相对而言，目的在于说明虚劳病的浮脉不主表证，而是阴虚阳浮，脉虽浮而重按则虚软；但必须注意亡血之后出现浮脉，或与气喘、心悸诸虚证并见的，才能认为虚象。

在虚劳病发病过程中所出现的气喘、心悸，是稍劳即心跳气喘，坐卧则略定，与痰饮之喘、水气凌心之悸的持续存在者不同。

五、男子脉虚沉弦，无寒热，短气里急，小便不利，面色白，时目瞑，兼衄，少腹满，此为劳使之然。

释 义 脉虚沉弦，是指沉取带弦而少力的脉象，见到这种脉象，又无外感的寒热症状，是气血两虚的反应。面白，时目瞑，兼衄，是肝脾血虚。短气里急，小便不利，少腹满，是肾阳不足，不能温化水液。这些脉证皆因虚而致，所以说"此为劳使之然"。

"脉大为劳"一条，是指出虚劳病总的脉象。"面色薄"一条，是指心肾两虚，并从望色审证以诊虚劳。本条是指由气血两虚所形成的虚劳。

从以上几条内容来看，可以理解条文中每每脉证并举，以求达到辨证的准确性。《金匮要略》言脉，往往两脉并举，恰切地形容脉搏的形态，如第一条的微涩，是指涩而无力；本条的虚沉弦，是指沉取带弦而乏力。同时《金匮要略》论脉，往往把脉的形态和主病结合起来以说明病理机转，如本篇第二条的"阴阳俱微"即是，与后世脉学有其不同之处。

六、劳之为病，其脉浮大，手足烦，春夏剧，秋冬瘥，阴寒①精自出，酸削②不能行。

【词解】

① 阴寒：阴指前阴，这里的"寒"字应理解为肾的功能衰退。

② 酸削：即"瘆痟"，精虚不充骨，则两腿酸削不行。

释　义　本条是论阴虚虚劳的减轻或转剧，每与气候有关。从病机来说，阴虚阳浮，所以脉大；阴虚内热，故手足烦热。证本阴虚阳亢，春夏木火炎盛，阳气外浮，故病加重；秋冬金水相生，阳气内藏，故病稍减。由于阴虚不能内守，故患遗精。肾藏精而主骨，精虚则肾虚，肾虚则骨弱，故两腿酸痛，不能行动，此即《难经》所说"骨痿不能起于床"之候。据李今庸《古医书研究·〈金匮要略〉考义》关于"酸削不能行"考证：此"酸削"即"瘆痟"，"削"乃"痟"之借字，训"痛"，非瘦削也。

七、男子脉浮弱而涩，为无子，精气清冷。

释　义　真阳不足，则脉浮而弱，精少血衰，则脉涩，是精气交亏的反映，所以精清不温，不能授胎。

八、夫失精家①少腹弦急，阴头寒②，目眩，发落，脉极虚芤迟，为清谷，亡血，失精。脉得诸芤动微紧，男子失精，女子梦交③，桂枝龙骨牡蛎汤主之。

桂枝龙骨牡蛎汤方：《小品》云：虚弱浮热汗出者，除桂，加白薇、附子各三分，故曰二加龙骨汤。

桂枝　芍药　生姜各三两　甘草二两（炙）　大枣十二枚　龙骨　牡蛎各三两

上七味，以水七升，煮取三升，分温三服。

【词解】

① 失精家：指经常梦遗、滑精之人。

② 阴头寒：指前阴冷。

③ 梦交：梦中性交。

释　义　本条论述虚劳病属于阴阳两虚的证候和治法。素有遗精病的人，由于精液耗损太过，阴虚及阳，故小腹弦急，外阴部寒冷；精衰血少，则目眩发落。脉极虚谓脉极虚弱无力，芤谓浮大中空，迟谓脉象迟缓，三者皆是虚脉，多见于下利清谷，或亡血失精的患者。

芤动为阳，微紧为阴，所谓"脉得诸芤动微紧"，是说或见芤动，或见微紧，不是四脉同时出现。

失精家不仅阴虚，阳气亦因久泄而亏损。《素问·生气通天论》说，"阴阳之要，阳密乃固"，现在阳失去阴的涵养，浮而不敛；阴失去阳的固摄，走而不守，这样就形成心肾不交的局势，以致有失精梦交的现象。

本证为阴阳两虚之候，故用桂枝汤调和营卫，加龙、牡潜镇摄纳，如此则阳能固，阴亦能守，精亦不致外泄。本方除用于上述证候外，治下焦虚寒而引起的少腹拘急、脐下动悸之遗溺证，亦颇有效。

天雄散方：

天雄三两（炮）　　白术八两　　桂枝六两　　龙骨三两

上四味，杵为散，酒服半钱匕，日三服，不知，稍增之。

按：本方为上条前半条证候之方，见前。据《方药考》云：此为补阳摄阴之方，治男子失精，腰膝冷痛。

可参阅李今庸《古医书研究·〈金匮要略〉考义》关于此二条的考证论述。

九、男子平人，脉虚弱细微者，喜盗汗也。

释　义　阴阳气血皆虚，故脉见虚弱细微。阳虚不固，阴虚不守，容易发生盗汗。

盗汗一证，有内伤外感之别。本条属于阴阳两虚的盗汗证，可用桂枝加龙牡汤，或《外台秘要》的二加龙骨牡蛎汤（即桂枝加龙牡汤去桂枝，加附子、白薇）。如属于阴虚火炎的盗汗，在脉象上表现浮数，或弦细而急，在症状上有舌红、心烦现象者，可用当归六黄汤。

十、人年五六十，其病脉大者，痹侠背行^①，若肠鸣，马刀侠瘿^②者，皆为劳得之。

【词解】

① 痹侠背行：指脊柱两旁有麻木感。

② 马刀侠瘿：结核生于腋下名马刀，生于颈旁名侠瘿，二者常相联系，或称瘰疬。

释　义　人年五六十，精气内衰，而脉反大，如无其他症状可据，只觉脊背有麻木感的，这不属于虚劳，而属于风气。假如脉大而兼有肠鸣，是阳气外张，寒动于中使然；如脉大而兼患马刀侠瘿，是虚火上炎，与血相搏所致，皆属于虚劳范围。

本条举出三种不同的症状，脉大既可出现于风气，又可出现于虚寒和虚热，必须辨别证情来决定治疗方法。痹侠背行，肠鸣，以及马刀侠瘿等，各是一证，而不是同时出现，从"若"字、"皆"字可以理解。

十一、脉沉小迟，名脱气，其人疾行则喘喝，手足逆寒，腹满，甚则溏泄，食不消化也。

释　义　脉沉小迟，是脾胃阳虚的反映。脾胃衰弱，则肾气亦虚，故疾行则气喘。阳虚则寒生，寒盛于外，则手足逆冷；寒盛于内，则运化功能减退，以致腹满、便溏或泄泻。

综观全条症状，皆为真阳衰弱的虚寒征象。从藏府来说，本条证候虽与脾胃和肾三者有关，但其中以脾胃症状较为明显，而偏重于脾阳不足的一面。疾行气喘，虽为肾不纳气，但也和肺气衰弱有关。可见内藏之间的关系，既可以相互资生，亦可以相互影响，尤其是虚劳病后期，脾肾症状往往先后出现。本篇对虚劳治法重视补益脾肾，是有实践意义的。

又本证治法，前人多主张用理中汤加附子以温脾肾之阳，可以取法。

十二、脉弦而大，弦则为减，大则为芤，减则为寒，芤则为虚，虚寒相搏，此名为革，妇人则半产漏下[①]，男子则亡血失精。

【词解】

① 漏下：有二义，一为妇女非月经期间的下血，淋沥不断；一为妊娠期间的下血，也称为"胎漏"。

释　义　本条指出虚寒相搏，气血阴阳失调的脉象病证。虚寒相搏，气血阴阳失调，浮阳不能摄阴，阴不抱阳，精血下陷，在妇人则不能安胎而生产，不能调经而漏下；在男子则不能统血而亡血，不能藏精而失精。李今庸《古医书研究·〈金匮要略〉考义》云：此处"弦则为减"，"减则为寒"，应为"弦则为紧"，"紧则为寒"，"减"，"紧"之借字，"紧"与"弦"脉象主寒，与"大"和"芤"脉象主虚为对应，说明了虚寒相搏，阴阳气血失调导致的男女病症。

十三、虚劳里急①，悸，衄，腹中痛，梦失精，四肢痠疼，手足烦热，咽干口燥，小建中汤主之。

小建中汤方：

桂枝三两（去皮）　甘草二两（炙）　大枣十二枚
芍药六两　生姜三两　胶饴一升

上六味，以水七升，煮取三升，去滓，内胶饴，更上微火消解，温服一升，日三服。呕家不可用建中汤，以甜故也。

《千金》疗男女因积冷气滞，或大病后不复常，苦四肢沉重，骨肉痠疼，吸吸少气，行动喘乏，胸满气急，腰背强痛，心中虚悸，咽干唇燥，面体少色，或饮食无味，胁肋腹胀，头重不举，多卧少起，甚者积年，轻者百日，渐致瘦弱，五脏气竭，则难可复常，六脉俱不足，虚寒乏气，少腹拘急，赢瘠百病，各曰黄芪建中汤，又有人参二两。

【词解】

① 里急：指少腹有挛急感，但按之不硬。

释义　本条指出虚劳病属于阴阳两虚的证候与治法。阴阳本来是相互维系的，不然的话，就会产生寒热错杂的证象，究其原因，关键在于脾胃。脾胃为气血营卫之源，如脾胃有病，营养之源不继，气血亏损，便失去"阴平阳秘"的生理状态，因而出现偏寒偏热的症状。如偏于热，则为衄血，为手足烦热，为咽干口燥。如偏于寒，则为里急，为腹痛。心营不足，则悸。阳虚阴不内守，则梦交失精。气血不能营养四肢，则酸痛。所有这些，皆是气血亏损，阴阳失调的虚象，故用小建中汤甘与辛合而生阳。酸得甘助而生阴。尤在泾说："欲求阴阳之和者，必求于中气；

求中气之立者，必以建中也。”由此可知在阴阳两虚的病情下，补阴则碍阳，补阳必损阴，唯有用甘温之剂以恢复脾胃的健运功能，脾胃复健，则营养增加，气血自生，营卫和调，而偏寒偏热的症状自然消失。《灵枢·终始》说：“阴阳俱不足，补阳则阴竭，泻阴则阳脱，如是者可将以甘药，不可饮以至剂。”即本条立法处方之所本。

本条和前第八条俱为阴阳两虚的证治，所以皆用甘温之剂以和调阴阳。再从两者的证候来看，虽属阴阳两虚，究其实际则偏于阳虚的一面；如偏于阴虚而见舌红、脉数者，甘温之剂即不宜使用。

十四、虚劳里急，诸不足^①，黄芪建中汤主之。

于小建中汤内加黄芪一两半，余依上法。气短胸满者加生姜；腹满者去枣，加茯苓一两半；及疗肺虚损不足，补气加半夏三两。

【词解】

①　诸不足：指气血阴阳俱不足。

释　义　“里急”谓腹中拘急，是里气虚寒所致。里急者缓之必以甘，不足者补之必以温，故用小建中加黄芪，补中气以缓急迫。

本条较上条证候为尤重，从药效推测，应有自汗或盗汗，身重或不仁，脉大而虚等证。

十五、虚劳腰痛，少腹拘急，小便不利者，八味肾气丸主之。

肾气丸方：

干地黄八两　山药　山茱萸各四两　泽泻　丹皮　茯苓各三两　桂枝　附子（炮）各一两

上八味末之，炼蜜和丸梧桐子大，酒下十五丸，加至二十丸，日再服。

释　义　腰为肾的外府，肾虚则腰痛。肾阳不足，膀胱之气不化，故小腹拘急，小便不利。方用八味肾气丸，补阴之虚以生气，助阳之弱以化水，肾阳振奋，气化复常，则上述诸症自除。

十六、虚劳诸不足，风气①百疾，薯蓣丸主之。

薯蓣丸方：

薯蓣三十分　当归　桂枝　曲　干地黄　豆黄卷各十分　甘草二十八分　人参七分　芎䓖　芍药　白术　麦门冬　杏仁各六分　柴胡　桔梗　茯苓各五分　阿胶七分　干姜三分　白蔹二分　防风六分　大枣百枚为膏

上二十一味，末之，炼蜜和丸，如弹子大，空腹酒服一丸，一百丸为剂。

【词解】

①　风气：泛指病邪，这里是指风眩、风痹等病。

释　义　虚劳病人气血虚损，容易被病邪所侵袭。尤在泾说："虚劳证多有挟风气者，正不可独补其虚，亦不可着意去风气。"因为补虚则恋邪，攻邪则伤正。此时正确治法，应该是寓驱邪于补正之中，使邪去而正不伤。且人身元气，主于肺而根于肾，一经亏损，恢复不易，全赖后天水谷之气以资生长；因为脾胃为气血营卫之源，气血亏损，非饮食无由恢复，故本篇为虚劳诸不足，风气百疾出薯蓣丸一方。方中用薯蓣专理脾胃为君，白术、人参、茯苓、干姜、豆黄卷、大枣、甘草、曲益气调中，当归、芎劳、白芍、干地黄、麦门冬、阿胶养血滋阴，柴胡、桂枝、防风祛风散邪，杏仁、桔梗、白蔹理气开郁，合用以奏扶正祛邪之功。

十七、虚劳虚烦不得眠，酸枣仁汤主之。

酸枣仁汤方：

酸枣仁二升　甘草一两　知母二两　茯苓二两　芎劳二两　深师有生姜二两。

上五味，以水八升，煮酸枣仁，得六升，内诸药，煮取三升，分温三服。

释　义　本条指出由阴虚内热引起心烦失眠的证治。本证是由肝虚夹热，上扰神识所致，故用酸枣仁汤养阴清热，理血安神。《千金翼方》于本方加麦冬、干姜，治热病解后，心烦乏气不得眠，可资参考。

十八、五劳虚极羸瘦，腹满不能饮食，食伤、忧伤、饮伤、房室伤、饥伤、劳伤，经络营卫气伤，内有干血，肌肤甲错，两目黯黑。缓中补虚，大黄䗪虫丸主之。

大黄䗪虫丸方：

大黄十分（蒸）　黄芩二两　甘草三两　桃仁一升　杏仁一升　芍药四两　干地黄十两　干漆一两　虻虫一升　水蛭百枚　蛴螬一升　䗪虫半升

上十二味，末之，炼蜜和丸小豆大，酒饮服五丸，日三服。

释　义　本条是为虚劳而有瘀血的证候指出治法。羸瘦，腹满不能食，是由五劳伤害导致极虚的结果。当人体受到这些致病因素侵袭后，经络的营养和气血的运行都受到影响，因而产生瘀血内停，此即所谓"干血"。

内有瘀血，则影响新血的生成，肌肤失其营养，故粗糙如鳞甲状。两目黯黑，亦为瘀血的特征。

大黄䗪虫丸的主要作用是去瘀血，瘀血去则新血生，营养自能恢复，所谓"缓中补虚"，即指此而言。

所谓"干血"，又称"久瘀"，一般称为"干血劳"。症状表现多为少腹有硬块，按之痛而不移，面黄消瘦，两目呈青黑色，舌上有瘀点，肌肤甲错，脉多涩中带弦，治宜根据气血亏损情况，在调补气血的同时，兼进大黄䗪虫丸之祛瘀，缓图以冀获效。

附方

《千金翼》炙甘草汤：治虚劳不足，汗出而闷，脉结悸，行动如常，不出百日，危急者十一日死。

甘草四两（炙）　桂枝　生姜各三两　麦门冬半升
麻仁半升　人参　阿胶各二两　大枣三十枚　生地黄
一升

上九味，以酒七升，水八升，先煮八味，取三升，去
滓，内胶消尽，温服一升，日三服。

《肘后》獭肝散：治冷劳，又主鬼疰一门相染。

獭肝一具

炙干末之，水服方寸匕，日三服。

结　语

血痹与虚劳两者皆是气血虚损所致的疾患。本篇重点在于论
述虚劳，其论血痹只有两条，根据病情轻重，分为针刺与服药两
种治法，目的皆在于温阳通痹，临证时可以结合运用。

本篇论虚劳是以五藏气血虚损的发病机理为立论根据，从病
情方面又可概括为阴虚、阳虚以及阴阳两虚的三种类型。

本篇特点是在五藏虚损上注重脾肾，在病情上重视阳虚，在
治法上侧重甘温扶阳。事实也是如此，在虚劳病后期，无不关系
到脾肾，因为肾为先天之本，是真阴真阳之所寄，脾胃为后天之本，
是气血营卫的源泉，故病至后期，往往会出现脾肾症状，补脾补肾，
可以说是虚劳病的根本治法。

在虚劳病过程中虽可分为阴虚、阳虚，或阴阳两虚，但病至

后期或严重时，阴阳两虚的证候又比较多见。本篇有些条文所列举寒热错杂的证候，即属于阴阳两虚的虚劳病。正因为这一类型的疾患，在症状上比较复杂，在病情上比较严重，在治疗时比较困难，故仲景不厌其烦地加以阐述，并指出了建立中气以和调阴阳两虚证的治疗原则，这是本篇内容的主要部分。

本篇所载方剂除附方外，用于虚劳者，共有七首。其中酸枣仁汤是养阴除烦，薯蓣丸是扶正祛邪，大黄䗪虫丸是去瘀生新。其余四方，如小建中汤、黄芪建中汤、桂枝加龙骨牡蛎汤、八味肾气丸等，皆为甘温扶阳之剂。

肺痿肺痈咳嗽上气病脉证治第七

本篇论述肺痿、肺痈和咳嗽上气的证治。这些病证，皆属于肺，而且诸病之间，每有相互联系和转化的关系，所以并为一篇讨论。

肺痿有虚热与虚寒两种病情。前者是热在上焦，因咳为痿；后者是肺中虚冷，气沮为痿。肺痈为邪热壅塞肺部，蓄结痰血而成实证，证见"脉数实""咳即胸中隐隐痛""时出浊唾腥臭"等。

咳嗽上气证有虚实之分，本篇叙述的，大都属于邪实气闭肺胀之证，论病因亦侧重于内饮外寒方面。

一、问曰：热在上焦者，因咳为肺痿。肺痿之病，从何得之？师曰：或从汗出，或从呕吐，或从消渴，小便利数，或从便难，又被快药下利，重亡津液，故得之。

曰：寸口脉数，其人咳，口中反有浊唾①涎沫②者何？师曰：为肺痿之病。若口中辟辟燥，咳即胸中隐隐痛，脉反滑数，此为肺痈。

咳唾脓血，脉数虚者为肺痿，数实者为肺痈。

【词解】

① 浊唾：指稠痰。

② 涎沫：指稀痰。

释义　本条论述肺痿的成因及肺痿与肺痈的主证、鉴别诊断。全文可分作三段读：首段叙述肺痿的成因，第二段指出肺痿、肺痈的主证，第三段从脉象上对肺痿、肺痈进行鉴别诊断。

肺痿之病，由于热在上焦，熏灼于肺，气逆为咳，咳久伤肺而成。导致本病的原因很多，如汗出太过，或呕吐频作，或为消渴转归，或由小便过多，或因便秘而攻利过度等等。这些原因，皆能重伤津液，津伤则阴虚，阴虚生内热，内热熏灼肺部，从而形成本病。

肺痿的主证是：寸口脉数，时常咳嗽。这是由于上焦有热，肺被熏灼，肺气上逆之故。阴虚有热，肺脏枯萎，按理应该干咳无痰，现在反而吐出浊唾涎沫，这又怎么解释？因为肺气不振，通调失职，津液为热所灼，随肺气上逆，故多浊唾涎沫。如果口中感觉辟辟干燥，咳嗽则胸中隐隐作痛，脉象反见滑数，则为肺痈之病。

其人必咳唾脓血，这又由于实热在肺，津液不能上布，壅塞腐溃，而为痈脓。这是二者的临床主证及其形成机理。其区别在于：肺痿是阴虚有热，枯萎不荣；肺痈是热聚肺溃，壅塞不适。二者一虚一实，如何鉴别诊断？前者是脉数而虚，后者是脉数而实，以此为辨。

二、问曰：病咳逆，脉之^①何以知此为肺痈？当有脓血，吐之则死，其脉何类？师曰：寸口脉微^②而数，微则为风，数则为热；微则汗出，数则恶寒。风中于卫，呼气不入；热过^③于营，吸而不出。风伤皮毛，热伤血脉。风舍^④于肺，其人则咳，口干喘满，咽燥不渴，多唾浊沫^⑤，时时振寒。热之所过，血为之凝滞，蓄结痈脓，吐如米粥。始萌^⑥可救，脓成则死。

【词解】

① 脉之：即诊脉。

② 脉微：微，非微弱之谓，这里可作"浮"字理解。

③ 过：作"至"字解，下"过"字同。

④ 舍：作"留"字解。

⑤ 浊沫：即上条的浊唾涎沫。

⑥ 始萌：指病的开始阶段。

释　义　本条论述肺痈的病因及其病理变化。肺痈的成因，都是由于风热病毒所侵袭。其病理机转，可以分为两个阶段：先伤卫分，尚未成脓；后及血分，结为痈脓。在卫邪浅病轻，易于治疗，预后良好；及血则邪深病重，治疗比较困难，预后亦较差。

开始阶段，经文所谓"风伤皮毛"，多见恶寒发热、有汗、咽喉干燥发痒、咳嗽等症。这是由于风热侵犯卫分，所以首先出现表证。在卫不解，内舍于肺，则风热内壅，肺气不利，气不布津，痰涎内结，故又见咳嗽、口干喘满、咽燥不渴、痰多等症。当此之时，宣散清肺，使邪外达，则病可愈；若未及时治疗，必致病毒蔓延发展。

发展阶段，经文所谓"热伤血脉"。此时表证已不明显，咳嗽、喘满、痰多等症，非但仍然存在，而且进一步发展，咳即胸中隐隐作痛，而浊涎变为臭痰，形如米粥，甚至完全成为脓血。这些变化，都是由于邪热壅肺，结而不散，血脉凝滞腐溃所致。病情至此，气血耗伤，肺痈已成，治疗就比较困难。

经文"吐之则死""脓成则死"两个"死"字，并非结论。肺痈忌吐，这个"死"字具有禁戒的意思。肺痈虽然成脓，预后亦不尽差，应争取积极治疗，以免死亡。

又，"呼气不入""吸而不出"二句，不可拘泥。大意是谓风中于卫，尚易驱邪外出；及至热入于血，则病邪已经深入。易解之邪，治疗得法，不致深入为患；深入之邪，纵然治疗得法，亦不易使病毒排出。

三、上气面浮肿，肩息①，其脉浮大，不治，又加利，尤甚。

四、上气喘而躁者，属肺胀，欲作风水，发汗则愈。

【词解】

① 肩息：谓气喘抬肩呼吸。

释　义　以上二条，论述上气有正虚气脱和邪实气闭的两种病情。

上气而面目浮肿，呼吸极度困难以至肩息，脉象浮大无根者，这是肾不摄纳，元气离根之象，是为危候；假如再见下利，则气脱于上，液竭于下，阴阳离决，去死不远。这种证候，大都见于重病，是一种临危现象，但抢救及时，亦不一定是"不治"之证。

假如上气喘逆，烦躁不安，病发急暴者，大都由于风寒外束，水饮内积，肺失宣肃，邪气内闭，是为肺胀。肺主通调水道，肺气壅闭，水亦逆行，故肺胀不愈，可以转成风水。肺胀病情，主要在于邪壅气闭，肺气胀满，若予祛邪开肺，则肃降有权，病情可以迅即解除，故曰"发汗则愈"。

五、肺痿吐涎沫而不咳者，其人不渴，必遗尿，小便数，所以然者，以上虚不能制下故也。此为肺中冷，必眩，多涎唾，甘草干姜汤以温之。若服汤已渴者，属消渴。

甘草干姜汤方：

甘草四两（炙）　干姜二两（炮）

上㕮咀，以水三升，煮取一升五合，去滓，分温再服。

【校勘】

"以温之"《脉经》作"温其藏"，并无"若服汤已渴者，属消渴"九字。《千金》作"若渴者属消渴法"七字，为小注。

释　义　本条论述肺痿之属于虚寒者，并出其治法。如上所述，肺痿是由于阴虚有热，应当咳嗽吐涎沫。现在仅吐涎沫，并不咳嗽，而且口亦不渴，却见遗尿、小便频数等症，这又是什么道理呢？因为上焦气虚，肺中寒冷，所以不咳不渴。阳虚不能化水，上虚不能制下，所以遗尿溲数。上焦虚寒则阳气不升，故必头眩。肺中寒冷则气不摄津，故多涎唾。这种病情，适与上述相反，为肺痿之属于虚寒者，法当温肺复气，用甘草干姜汤。

肺痿有两种病情，虚热与虚寒。前者是热熏于肺，因咳为痿；后者是冷则气沮，治节不用，虽不咳而亦成痿。而后者之痿，有时从前者转归。

六、咳而上气，喉中水鸡声，射干麻黄汤主之。

射干麻黄汤方：

射干十三枚一法三两　　麻黄四两　　生姜四两　　细辛　紫菀　款冬花各三两　　五味子半升　大枣七枚　半夏大者洗八枚一法半升

上九味，以水一斗二升，先煮麻黄两沸，去上沫，内诸药，煮取三升，分温三服。

释　义　本条论述寒饮咳喘的证治。水饮内发，闭塞肺气，以致咳嗽喘急。喉中水鸡声者，是喉中痰声辘辘，乃痰碍其气，气触其痰，为寒饮咳喘常见之证。治当祛寒化饮，温肺止咳，用射干麻黄汤。此方是于小青龙汤中除去桂枝、芍药、甘草，而加射干、紫菀、款冬、大枣所组成。以麻黄、细辛祛寒化饮，款冬、紫菀温肺止咳，射干、五味下气，半夏、生姜开痰，合四法于一方，分解其邪；更加大枣一味，安中以调和诸药。

七、咳逆上气，时时吐浊①，但坐不得眠，皂荚丸主之。

皂荚丸方：

皂荚八两刮去皮，用酥炙

上一味，末之，蜜丸如梧子大，以枣膏和汤服三丸，日三夜一服。

【词解】

① 吐浊：谓吐出稠黏的浊痰。

释　义　本条论述痰浊咳喘的证治。咳嗽气喘，频频吐出浊痰，气逆痰壅，以致但坐不得平卧，这是由于上焦有热，煎熬津液而成痰，痰阻其气，肺金不能肃降之故。按理痰能吐出，气应平顺。今痰虽出而咳逆上气不减，则其痰浊有胶固不拔之势，如不迅扫而去之，则有痰壅气闭之危，故治以除痰之力最猛的皂荚丸。方中专任皂荚以涤痰去垢，佐以蜜丸枣膏，兼顾脾胃，使痰除而不过伤正气。

八、咳而脉浮者，厚朴麻黄汤主之。

厚朴麻黄汤方：

厚朴五两　麻黄四两　石膏如鸡子大　杏仁半升　半夏半升　干姜二两　细辛二两　小麦一升　五味子半升

上九味，以水一斗二升，先煮小麦熟，去滓，内诸药，煮取三升，温服一升，日三服。

九、脉沉者，泽漆汤主之。

泽漆汤方：

半夏半升　紫参五两—作紫菀　泽漆三斤以东流水五斗，煮取

一斗五升　生姜五两　白前五两　甘草　黄芩　人参　桂枝各三两

上九味，哎咀，内泽漆汁中，煮取五升，温服五合，至夜尽。

释　义　以上二条对比论述咳喘的两种病情，并出其治法。

"咳而脉浮者"，是寒饮迫肺，上逆咳喘的概括词，以肺脉主浮，而寒饮上迫亦近于表之故。寒饮迫肺，多见咳喘气逆，肺胀胸满，咽喉不利，痰声辘辘，但头汗出，倚息不能平卧，脉浮苔滑等症；若饮郁化热，又见烦躁。治宜祛寒化饮，利气降逆，用厚朴麻黄汤。方中厚朴、麻黄、杏仁宣肺利气降逆；细辛、干姜、五味、半夏祛寒化饮，止咳；石膏体重能降，小麦甘平养正，且二者均有清热除烦之功。合而用之，成为寒饮肺胀的又一治法。又，本方亦类于小青龙加石膏汤，以厚朴、杏仁、小麦易桂枝、芍药、甘草。去桂枝者，因表证不剧，故不须麻、桂相协以取汗解表；去芍、草者，因酸甘不利乎胸满；加厚朴、杏仁，是增强止咳平喘之力；小麦之用，一方面具有甘平的养正安中之功，另一方面能协助石膏以解饮热而除烦。

"脉沉者"，是水饮内停，喘咳身肿的概括词，以脉沉主里，亦主有水，见于咳嗽上气之证，知为水饮迫肺，可能外兼身肿。治以泽漆汤，逐水通阳，止咳平喘。方中泽漆逐水，桂枝通阳，半夏、生姜散水降逆，紫菀、白前止咳平喘。水饮泛滥，中土必先损伤，故以人参、甘草扶正培土，土旺即能制水；水饮久留，每挟郁热，故又佐以黄芩清热。与前证相较，病在于里，故不用麻黄之走表；饮逆不甚，亦无须石膏之重降；并无胸满，且兼正虚，故参、草在所必用。

十、大逆上气，咽喉不利，止逆下气，麦门冬汤主之。

麦门冬汤方：

麦门冬七升　半夏一升　人参三两　甘草二两　粳米三合　　大枣十二枚

上六味，以水一斗二升，煮取六升，温服一升，日三夜一服。

释　义　本条论述虚火喘逆的证治。肺胃津液耗损，故咽喉干燥不利。津伤虚火上炎，故咳逆上气。除此而外，当有咯痰不爽、口欲得凉润、舌光少苔、脉来虚数等症。本病见证在肺，而其源实本于胃，以土为金母，胃主津液。治以麦门冬汤，清养肺胃，止逆下气。方中重用麦冬为君，润肺养胃，并清虚火；半夏下气化痰用量很轻，且与大量清润之药配伍，即不嫌其燥；人参、甘草、大枣、粳米养胃益气，使胃得养而气能生津，即所以"培土生金"。如此则气阴两长，虚火自敛，咳逆上气等症亦可随之消解。

本方证前人多谓即是肺痿之属于虚热者，临床体验，信而有征。

又，本方不仅能治虚火喘逆，对虚热肺痿，即劳嗽不愈，津枯噎膈，大病差后咽燥虚喘等证，用之亦有良效。

十一、肺痈①，喘不得卧，葶苈大枣泻肺汤主之。

葶苈大枣泻肺汤方：

葶苈熬令黄色，捣丸如弹子大　　大枣十二枚

上先以水三升，煮枣取二升，去枣，内葶苈，煮取一

升，顿服。

【词解】

① 肺痈：《李今庸金匮要略讲稿》云："此'痈'字为'壅'

字之借。"

释义　本条论述饮邪壅塞于肺之实证的治法。饮邪壅滞

于肺，气机被阻，因而喘咳不能平卧，此为邪实气闭的证候。

治当开肺逐邪，用葶苈大枣泻肺汤。葶苈苦寒滑利，能开泄肺气，

泻水逐饮，但恐其猛泻而伤正气，故佐以大枣，安中而调和药性。

这与皂荚丸之饮以枣膏，同一意义。

又，应用葶苈大枣泻肺汤的临床见证，第十五条叙述较详，

可以互参。

十二、咳而胸满，振寒脉数，咽干不渴，时出浊唾腥

臭①，久久吐脓如米粥者，为肺痈，桔梗汤主之。

桔梗汤方：

桔梗一两　甘草二两

上二味，以水三升，煮取一升，分温再服，则吐脓

血也。

【词解】

① 浊唾腥臭：谓吐出脓痰有腥臭气味。

释 义 本条论述肺痈成脓的证治。咳而胸满，是肺痈的主症之一。振寒脉数，咽干不渴，是病情已发展到热伤血脉。时出浊唾腥臭，久久吐脓如米粥，是痈脓已成。此时治疗，以排脓解毒为主，用桔梗汤。临床体验，若兼用《千金》苇茎汤（见附方）清肺化痰，则疗效更好。

临床经验，《千金》苇茎汤一方，未成脓与已成脓，均可参用，疗效卓著。

十三、咳而上气，此为肺胀，其人喘，目如脱状①，脉浮大者，越婢加半夏汤主之。

越婢加半夏汤方：

麻黄六两　石膏半斤　生姜三两　大枣十五枚　甘草二两　半夏半升

上六味，以水六升，先煮麻黄，去上沫，内诸药，煮取三升，分温三服。

【词解】

① 目如脱状：是指两目外突，有如脱出之状。

释 义 本条论述饮热咳喘的证治。风热外感，水饮内作，内外合邪，以致肺气胀满，水饮挟热而上逆，故其人咳嗽上气，喘急，甚至两目突出，脉浮大，宜急予越婢加半夏汤，宣肺泄热，降逆平喘。方中重用麻黄、石膏，辛凉配伍，可以发越水气，兼清里热；生姜、半夏，散水降逆；甘草、大枣，安中以调和诸药。

第三条与本条均云"脉浮大"，但前者是肾不摄纳，本条属于肺胀，一虚一实，应如何辨别？前者是正气上脱，其脉浮大无根，本条为饮热上壅，其脉浮大有力；同时病情久暂不同，预后良恶悬殊，同中有异，应加分析。

十四、肺胀，咳而上气，烦躁而喘，脉浮者，心下有水，小青龙加石膏汤主之。

小青龙加石膏汤方：《千金》证治同，外更加胁下痛引缺盆。

麻黄　芍药　桂枝　细辛　甘草　干姜各三两　五味子　半夏各半升　石膏二两

上九味，以水一斗，先煮麻黄，去上沫，内诸药，煮取三升。强人服一升，羸者减之，日三服。小儿服四合。

释　义　本条论述寒饮挟热的咳喘证治。本条与前条病理机制相同，俱属内外合邪，肺气胀满之证。其所异者，前条为外感风热，本条为外感风寒；前者热甚于饮，本条则饮甚于热。同时，前者其人喘，目如脱状，是喘甚于咳；本条则烦躁而喘，喘咳并重。在证候表现上，前者较为剧急。因此，前者主以越婢加半夏汤，重任麻黄、石膏之辛凉，本条治以小青龙加石膏汤，兼用桂枝、细辛、干姜之辛温；前者上逆之势太甚，故以辛凉发散为主，本条则虑其耗散肺气，故兼以酸甘收敛。至于散邪蠲饮，止咳平喘，则是两者共同之点。

附方

《外台》炙甘草汤：治肺痿涎唾多，心中温温液液者。方见虚劳中。

《千金》甘草汤：

甘草

上一味，以水三升，煮减半，分温三服。

《千金》生姜甘草汤：治肺痿咳唾涎沫不止，咽燥而渴。

生姜五两　人参三两　甘草四两　大枣十五枚

上四味，以水七升，煮取三升，分温三服。

《千金》桂枝去芍药加皂荚汤：治肺痿吐涎沫。

桂枝　生姜各三两　甘草二两　大枣十枚　皂荚一枚去皮子，炙焦

上五味，以水七升，微微火煮，取三升，分温三服。

《外台》桔梗白散：治咳而胸满，振寒脉数，咽干不渴，时出浊唾腥臭，久久吐脓如米粥者，为肺痈。

桔梗　贝母各三分　巴豆一分去皮，熬，研如脂

上三味，为散，强人饮服半钱匕，羸者减之。病在膈上者吐脓，在膈下者泻出，若下多不止，饮冷水一杯则定。

《千金》苇茎汤：治咳有微热，烦满，胸中甲错，是为肺痈。

苇茎二升　薏苡仁半升　桃仁五十枚　瓜瓣半升

上四味，以水一斗，先煮苇茎，得五升，去滓，内诸药，煮取二升，服一升，再服，当吐如脓。

十五、肺痈胸满胀，一身面目浮肿，鼻塞清涕出，不闻香臭酸辛，咳逆上气，喘鸣迫塞，葶苈大枣泻肺汤主之。

方见上，三日一剂，可至三四剂，此先服小青龙汤一剂乃进。小青龙方见咳嗽门中。

【校勘】

据《千金要方·卷十七》，本条应移于第十条之后。

释　义　本条是继前第十一条而更详述饮邪壅塞于肺应用葶苈大枣泻肺汤的临床症状。痛在于肺，故胸满而胀。肺病则通调失职，水气逆行，故一身面目浮肿。肺窍不利，故鼻塞流清涕，不闻香臭酸辛。肺失肃降，故咳逆上气，喘鸣迫塞。凡此诸证，先宜服小青龙汤一剂，待其表寒解除后，再予葶苈大枣泻肺汤开泄肺气而逐饮邪。

此条学习，当参阅李今庸《古医书研究·〈金匮要略〉考义》关于"肺痈"。

结　语

肺痿有虚热与虚寒两种病情。前者因咳为痿，脉数而虚；后者不咳不渴，遗尿溲数，头眩多涎唾。前者宜润肺养胃，并清虚火，可用麦门冬汤；后者宜温肺复气，可用甘草干姜汤。

肺痈是由于风热邪实壅阻，血郁痰裹聚而为邪深毒重，宜排脓解毒，用桔梗汤。附方《千金》苇茎汤，化痰清肺，未成脓与已成脓均可应用，且疗效卓著。

咳嗽上气有邪正虚实之分。上气属虚者，有肺肾两种病情。前者如篇中第十条所述，为津伤虚火上炎，以致肺气上逆，治以麦门冬汤；后者如第三条所述，为肾不摄纳，填气上脱之证。上气属实者，又有痰与饮之别。属于痰浊上壅者，治宜涤痰去垢，用皂荚丸。属于饮者，由于外邪内饮，闭塞肺气，成为肺胀，又可分为外内皆寒与饮邪挟热两类。前者祛寒化饮，治以辛温，如射干麻黄汤；后者祛邪蠲饮，辛凉与辛温并用，如越婢汤、厚朴麻黄汤、小青龙加石膏汤，而其间尚有饮与热偏轻偏重之分。至于水饮内停，又兼正虚而为咳嗽上气者，治当一面逐水，一面安正，泽漆汤一方即为此而设。若水饮内停未除，而仍壅塞于肺部，致胸满上气，喘鸣迫塞者，用葶苈大枣泻肺汤开闭塞，祛浊饮。

奔豚气病脉证治第八

本篇论述奔豚气病的发病机理、证候和治法，以"气从少腹上冲咽喉，发作欲死，复还止"为其特征。它和《难经·五十六难》所载的"肾积奔豚"不同。肾积奔豚是少腹素有积块，在发作时，其痛从病部上至心下，或上下无时，发作后积块仍在；本篇奔豚气病并无积块；发作时气从少腹突然上冲胸咽，发作后即如常人。

一、师曰：病有奔豚，有吐脓，有惊怖，有火邪，此四部病，皆从惊发得之。

师曰：奔豚病，从少腹起，上冲咽喉，发作欲死，复还止，皆从惊恐得之。

释 义 本条提出了奔豚、吐脓、惊怖、火邪四种病，并谓都是因惊而发病。所述惊怖，就是惊悸一类疾病，其脉证和治法均详见后面第十六篇；至于吐脓一病因惊而得的道理，有待研究；火邪病，据《伤寒论·太阳篇》所载是因火邪而发惊，不是因惊而得火邪病，应以《伤寒论》为准。

据《诸病源候论》谓奔豚气病有起于惊恐和忧思的分别，对症状叙述比较详细。它说："夫奔豚气者，肾之积气，起于惊、恐、忧、思。若惊恐则伤神，心藏神也；忧思则伤志，肾藏志也。神志伤动，气积于肾而上下游走，如豚之奔，故曰奔豚。其气乘心，若心中踊踊，如车所惊，如人所恐，五藏不定，饮食辄呕，气满胸中，狂痴不定，妄言妄见，此惊恐奔豚之状；若气满支心，心下闷乱，不欲闻人声，休作有时，乍瘥乍极，吸吸短气，手足厥逆，内烦结痛，温温欲呕，此忧思奔豚之状。诊其脉来触祝触祝者，病奔豚也。"本篇所说的奔豚病，则以情志方面受到惊恐的刺激为主，但也有因其他原因导致的，俱见下文。

二、奔豚气上冲胸，腹痛，往来寒热，奔豚汤主之。

奔豚汤方：

甘草 芎䓖 当归各二两 半夏四两 黄芩二两 生葛五两 芍药二两 生姜四两 甘李根白皮一升

上九味，以水二斗，煮取五升，温服一升，日三服，夜一服。

释 义 本条承上文指出奔豚气病的主要症状和治法。情志方面受到惊恐的刺激，以致肝气郁结，化热上冲，故见腹痛、气上冲胸、往来寒热等证。治以奔豚汤，以疏解肝邪为主。方中用李根白皮为君以下气，甘草缓解急迫，当归、川芎、芍药和血调肝，黄芩、生葛清热，生姜、半夏降逆。

三、发汗后，烧针令其汗，针处被寒，核起而赤者，必发奔豚，气从少腹上至心，灸其核上各一壮，与桂枝加桂汤主之。

桂枝加桂汤方：

桂枝五两　芍药三两　甘草二两（炙）　生姜三两　大枣十二枚

上五味，以水七升，微火煮取三升，去滓，温服一升。

释　义　本条所述的证治，见《伤寒论·太阳篇》，惟"至"字作"冲"字。因发汗后，复加烧针，外邪从针处侵入，核起而赤；汗出阳气受伤，引动冲气，从少腹上冲心胸，发为奔豚之病。治疗是外灸核上以解寒邪，内服桂枝加桂汤助阳气以止冲逆。

四、发汗后，脐下悸者，欲作奔豚，茯苓桂枝甘草大枣汤主之。

茯苓桂枝甘草大枣汤方：

茯苓半斤　甘草二两（炙）　大枣十五枚　桂枝四两

上四味，以甘澜水一斗，先煮茯苓，减二升，内诸药，煮取三升，去滓，温服一升，日三服。甘澜水法：取水二斗，置大盆内，以杓扬之，水上有珠子五六千颗相逐，取用之。

释　义　本条说明脐下跳动，欲作奔豚的证治，亦见《伤寒论·太阳篇》。发汗后脐下跳动，以其人下焦素有水饮，发汗后心阳不足，水饮内动，以致脐下筑筑然有上冲之势。故以茯苓桂枝甘草大枣汤通阳利水，以防冲逆。

结　语

本篇论述奔豚，原文虽只四条，但对奔豚病的发病原因、临床症状和治疗方法，都作了讨论。

奔豚病的发生原因，主要是从惊恐得之。但也有因发汗后复加烧针，汗出伤阳，外邪乘虚侵入，引动冲气而起；或者内有水气，重因误汗损伤阳气所致。致病因素虽有不同，然均与冲脉有关。其主证为气从少腹上冲心胸或至咽喉。在治疗方面，如为肝郁气冲的，可用奔豚汤疏解肝邪，降其冲逆；如因外邪引起气冲的，宜外灸核上以除邪，内服桂枝加桂汤助阳降逆；如因误汗阳气受伤，水饮有上冲之势的，治用茯苓桂枝甘草大枣汤通阳利水，以防冲逆。

胸痹心痛短气病脉证治第九

胸痹以胸膺部疼痛为主证。心痛是指正当心窝部的疼痛证。短气是一个症状，是指呼吸迫促，常见于胸痹证。因为胸痹和心痛两病发病部位相邻近，且可相互影响，短气又为胸痹的伴发症，故合在一篇论述。

一、师曰：夫脉当取太过不及^①，阳微阴弦^②，即胸痹而痛，所以然者，责其极虚也。今阳虚知在上焦，所以胸痹、心痛者，以其阴弦故也。

【词解】

① 太过不及：脉盛的为太过，脉弱的为不及。前者主邪盛，后者主正虚。

② 阳微阴弦：《李今庸金匮要略讲稿》之意：阳微，指上焦胸阳不足。阴弦，指下焦阳邪偏盛。阴、阳，是指脉之寸部和尺部。

释 义 本条是从脉象上说明胸痹与心痛的病理机转。这里指出诊脉首先应注意太过与不及，太过、不及皆为病态。脉之寸部取而微，主阳（胸阳）不足；脉之尺部取而弦，主阴邪（指水饮或痰涎）盛；邪正相搏，故主胸痹或心痛。"所以然者"以下，是解释"阳微阴弦"之理，反复说明胸痹、心痛的病因，主要是由于胸阳不足、阴邪搏结所致。

二、平人无寒热，短气不足以息者，实也。

释 义 本条是以另一种纯实无虚之证，与虚中夹实的胸痹、心痛证作一比较。"平人"谓平常无病之人，忽然发生胸膈痞塞气短，甚至呼吸困难，既无恶寒发热的表证，又不见阳微阴弦的脉象。这可能是痰饮阻滞胸中所致。胸痹证病因为虚，见证似实，本证则为纯实无虚之候，故曰"实也"。

三、胸痹之病，喘息咳唾，胸背痛，短气，寸口脉沉而迟，关上小紧数，栝蒌薤白白酒汤主之。

栝蒌薤白白酒汤方：

栝蒌实一枚（捣）　薤白半升　白酒七升

上三味，同煮，取二升，分温再服。

释 义 本条指出胸痹病的典型症状和主治方剂。"关上小紧数"的"数"字，程云来认为是衍文；"关上小紧数"的"关"字上，沈明宗认为应有"若"字，均是。寸口脉主上焦（胸）。寸口脉沉取而迟，是胸阳不振之象，最易导致水饮的停留。关上脉主中焦（胃），小紧并举，是指脉体细小而紧急。关上出现小紧之脉，是胃脘有水饮结聚之征。但不论寸口脉沉迟，或关上脉细而紧，皆是阳气不足之象。阳气不足，水饮停聚，所以发生喘息咳唾，胸背牵引疼痛和短气等系列症状。治以栝蒌薤白白酒汤，方中栝蒌开胸中痰结，薤白辛温通阳、豁痰下气，白酒轻扬以行药势，故有通阳散结、豁痰下气之效。

四、胸痹不得卧^①，心痛彻背^②者，栝蒌薤白半夏汤主之。

栝蒌薤白半夏汤方：

枯蒌实一枚（捣）　薤白三两　半夏半升　白酒一斗

上四味，同煮，取四升，温服一升，日三服。

【词解】

① 不得卧：指不能平卧。

② 心痛彻背：即牵引性疼痛，其痛由胸牵引到背。

释　义　胸痹主症是喘息咳唾，胸背痛。现在由喘息咳唾而致不得卧，由胸背痛而致心痛彻背。尤在泾说："所以然者，有痰饮为之援也。"是过多的痰涎壅塞胸中所致，故于栝蒌薤白白酒汤中加半夏以逐饮降逆。

又，本方可与苓桂术甘汤合用。如再加入干姜、陈皮、白蔻等通阳豁痰、温中理气，则取效更捷。

五、胸痹心中痞气，气结在胸，胸满，胁下逆抢心^①，枳实薤白桂枝汤主之；人参汤亦主之。

枳实薤白桂枝汤方：

枳实四枚　厚朴四两　薤白半升　桂枝一两　栝蒌实一枚（捣）

上五味，以水五升，先煮枳实、厚朴，取二升，去滓，内诸药，煮数沸，分温三服。

人参汤方：

人参　甘草　干姜　白术各三两

上四味，以水八升，煮取三升，温服一升，日三服。

【词解】

① 胁下逆抢心：指胁下气逆冲胸。

释　义　本条是指出胸痹属于虚寒的证治。本条除喘息咳唾、胸背疼痛之外，又增加了心中痞气、胸满、胁下逆抢心之证，这不但说明病势由胸膺部向下扩展到胃脘两胁之间，而且胁下之气又逆而上冲。在这种情况下，如阳气未虚者，可用枳实薤白桂枝汤通阳开结，泄满降逆。如在上述症状上又见四肢逆冷、倦怠少气、发语音低、脉象沉细等阳虚症状，亟应舍标治本，用人参汤补中助阳，阳气振奋，则阴邪自散。是即"同病异治"之例。

六、胸痹，胸中气塞，短气，茯苓杏仁甘草汤主之；橘枳姜汤亦主之。

茯苓杏仁甘草汤方：

茯苓三两　杏仁五十个　甘草一两

上三味，以水一斗，煮取五升，温服一升，日三服。不差，更服。

橘枳姜汤方：

橘皮一斤　枳实三两　生姜半斤

上三味，以水五升，煮取二升，分温再服。《肘后》《千金》云："治胸痹，胸中愊愊如满，噎塞习习如痒，喉中涩燥，唾沫。"

释　义　本条指出胸痹轻证的治法。胸痹本有喘息咳唾、胸背疼痛等症，而本条则仅有胸中气塞和呼吸迫促之感，病势虽轻，但也属于饮邪为害，应根据发病部位进行治疗。如为饮停于胃，在症状上偏重于心下痞塞，且有胀满之感的，可用橘枳姜汤和胃化饮；如为饮停胸膈，在症状上偏重于呼吸迫促的，可用茯苓杏仁甘草汤宣肺化饮。

七、胸痹缓急者，薏苡附子散主之。

薏苡附子散方：

薏苡仁十五两　大附子十枚（炮）

上二味，杵为散，服方寸匕，日三服。

释　义　本条是为胸痹发作指出治法。对"缓急"二字，应解释为筋脉拘急不伸或缓纵不收。寒湿痹阻阳气不用，无以濡养经脉，以致筋脉或缓或急，故以薏苡附子汤温经通阳，散寒除痹。

本条叙证简略，既云胸痹，可知应有喘息咳唾，胸背疼痛，或心痛彻背等症。仲景对附子的用法是：凡亡阳急证，需温经回阳的，多用生附子；用以止痛的，多用炮附子。对发作性疼痛，证属沉寒痼冷，病急而有肢冷汗出的，则用乌头。因乌头止痛作用比附子更强，如《腹满寒疝篇》的大乌头煎、乌头桂枝汤，皆为此等证候而设。本证由胸痛一时发作，尚未到肢冷汗出的程度，故不用乌头而用炮附子。据《本经》记载，薏苡仁有缓解筋脉拘挛的作用；与附子合用，则有缓解疼痛之效。因为痛势急迫，故用散剂，取其药力厚而收效速。

八、心中痞^①，诸逆^②心悬痛^③，桂枝生姜枳实汤主之。

桂枝生姜枳实汤方：

桂枝　生姜各三两　枳实五枚

上三味，以水六升，煮取三升，分温三服。

【词解】

①　心中痞；"心中"应作"心下"理解。心下指胃，谓胃中有痞闷感。

②诸逆：谓停留于胃中的水饮或寒邪向上冲逆。

③心悬痛：指心窝部分向上牵引疼痛。

释　义　本条证候的病机是水饮或寒邪停留于胃，向上冲逆，故发生心下痞闷并向上牵引疼痛。治以桂枝、生姜通阳散寒，振奋胃气，佐枳实开结下气，则痞开逆平，而牵痛可止。

九、心痛彻背，背痛彻心，乌头赤石脂丸主之。

赤石脂丸方：

蜀椒一两——法二分　　乌头一分（炮）　　附子半两（炮）

——法一分　　干姜一两——法一分　　赤石脂一两——法二分

上五味，末之，蜜丸如桐子大，先食服一丸，日三服。不知，稍加服。

释　义　心痛彻背，背痛彻心，谓疼痛发生于心窝部分而牵连到背，形成胸背相互牵引，而且疼痛剧烈，是阴寒痼结所致。方中乌、附、姜、椒均为大辛大热之品，逐寒止痛作用极强，复佐赤石脂，取其固涩之性以削乌、附、姜、椒之辛散太过。以药测证，本节除心痛彻背外，应有四肢厥冷、脉象沉紧等症。

本条与前面第四条均有"心痛彻背"的症状，但本条证候更为严重，而且痛无休止。再从栝蒌薤白半夏汤和乌头赤石脂丸的药物组成方面来分析，可知两者在病机和病位上都有差异。栝蒌薤白半夏汤证是胸阳不振，痰涎壅滞，病位在胸膺部分，故治以通阳散结；乌头赤石脂丸证是阴寒痼结，病位在心窝部，故用本方峻逐阴邪。

附方

九痛丸：治九种心痛。

附子三两（炮）　　生狼牙一两（炙香）　　巴豆一两（去皮心，熬，研如脂）　　人参　　干姜　　吴茱萸各一两上六味，末之，炼蜜丸如桐子大，酒下。强人初服三丸，日三服；弱者二丸。兼治卒中恶，腹胀痛，口不能言；又治连年积冷，流注心胸痛，并冷冲上气，落马坠车血疾等，皆主之。忌口如常法。

结 语

本篇所论的胸痹、心痛，从病位上来看，可分为疼痛在心窝部以上的，称为胸痹；疼痛正当心窝部的称为心痛。条文中往往以胸痹与心痛并论，或胸痹与短气并举，可知三者之间是可以相互影响的，但亦可以单独发生。从全篇条文来看，第一条是合论胸痹、心痛的发病机理；第三条是指出胸痹的典型症状和主要方剂。自第四条以下，多为胸痹与心痛或短气合并出现的证治。第九条则是专论心痛。

再从本篇所举方剂的内容来看，可以体会到，凡以栝蒌、薤白为主所组成的方剂，则专为胸痹而设，如方中栝蒌、薤白与桂枝、枳实、生姜并用的，则为胸痹与心痛或短气合并证候而设。至于以乌、附为主所组成的方剂，则是专治沉寒痼冷的胸痹、心痛证。

胸痹与心痛两者，病因虽同，但在病情的浅深轻重程度上却有差异，如以胸痹方治心痛，则力有不逮；以心痛方治胸痹，则嫌过峻。

腹满寒疝宿食病脉证治第十

腹满以腹部胀满为主，它是疾病过程中的一个症状。根据"阳道实，阴道虚"的理论，可将腹满概括为两类，即属于实证的，多责之胃，属于虚证的，多责之脾。

《素问·长刺节论篇》说："病在少腹，腹痛不得大小便，病名曰疝，得之寒。"《诸病源候论》说："疝者痛也，此由阴气积于内，寒气结搏而不散，藏府虚弱，风冷邪气相击，则腹痛里急，故云寒疝腹痛也。"可知寒疝是以寒性腹痛为主证。

宿食即伤食，是食停于胃肠所引起的疾患。因为三者皆有腹部胀满或疼痛的症状，故合为一篇。

一、趺阳脉微弦，法当腹满，不满者必便难，两胠^①疼痛，此虚寒从下上也，当与温药服之。

【词解】

① 两胠疼痛：《李今庸金匮要略讲稿》云："胠"字为"脚"

字省文，"脚"为人体的整个下肢部位。两胻疼痛，即是两脚疼痛。

释　义　跌阳是胃脉，脉微弦是指脉微而弦。脉微是脾胃虚寒的反映；主寒主痛。脾胃虚寒，阴气内盛，故"跌阳脉微弦"。

由于脾居中焦而主腹，脾虚不运，寒邪滞于腹中，故法当腹部胀满；若腹部不胀满者，乃虚寒不留于腹而下趋，虚寒邪气结于下焦，阳气不通，所以行便困难。两胻疼痛，是指两脚疼痛，为寒气从上而下，影响到人体下肢部位而成。

二、病者腹满，按之不痛为虚，痛者为实，可下之。舌黄未下者，下之黄自去。

释　义　本条指出实证腹满的证治，是从腹诊和舌诊两方面去辨别证候的虚实，从而决定治法。

实证腹满多由宿食停滞于胃或燥粪积于肠道所引起，故腹部按之有痛感。"按之不痛为虚"一句，是插笔，目的在于虚实并举，更有利于辨证。仲景文法，类多如此。

舌黄是实热积滞的反映，内有实热，故舌苔转黄。腹满按之痛而又舌黄，可下之证已具，下之则黄自去。

"舌黄未下者，下之黄自去"两句，是辨证施治的关键点。舌黄须下，下之黄自去，这是很自然的；反之，如已经攻下，而舌黄仍在，就必须考虑舌黄是否当下，或下法是否恰当，或有无并发病证等问题了。

三、腹满时减，复如故，此为寒，当与温药。

释　义　本条的腹满是由脾胃虚寒，运化功能减退所致。《素问·异法方宜论篇》所说"藏寒生满病"即指此而言。由于寒气或聚或散，故腹满时而减轻，时复如故，当用温药治疗。

四、病者痿黄①，躁而不渴，胸中寒实，而利不止者死。

【词解】

① 痿黄：指面色枯黄，黯淡无神。

释 义 本条是寒实内结，脏气下脱之候。痿，同萎。脾气衰败，故面色萎黄。口不渴是里无热，无热而见烦躁，是胸中寒实内结，阴盛阳微所致，属于阴躁。如再并发下利，则是中气下脱，正虚邪实，故属死证。

五、寸口脉弦者，即胁下拘急而痛，其人啬啬①恶寒也。

【词解】

① 啬啬：形容病人怕冷状态。

释 义 寸口主表，弦脉主寒主痛。寸口脉弦，是寒邪在表，故啬啬恶寒。胁下是肝的部位，肝气挟寒邪为病，故胁下拘急而痛。本条是表里皆寒证，第一、二两条则纯为里寒证。

六、夫中寒家①，喜欠。其人清涕出，发热色和者，善嚏。

七、中寒其人下利，以里虚也，欲嚏不能，此人肚中寒。

【词解】

① 中寒家：中，读平声。中寒家，指素来体质虚寒的人。

释 义 以上两条同是感受寒邪，由于体质及受邪深浅的不同，因而所反映的症状就有区别。

第六条是言中气虚寒的人，由于阳气不振，故常呵欠。假使其人鼻流清涕，发热而面色如常人，这是新感外邪现象。由于受邪较轻，正气有驱邪外出之势，故常嚏。

第七条是言体质虚寒的人，中寒以后，易伤脾胃，故云"肚中寒"；因而发生下利，下利更损正气，不能逐邪外出，故"欲嚏不能"。

八、夫瘦人绕脐痛，必有风冷，谷气不行①，而反下之，其气必冲，不冲者，心下则痞。

【词解】

① 谷气不行：指谷食不能消化。

释 义 本条主要指里寒证误下后所引起的变证。身体瘦弱而又正气不足的人，因感受风寒影响脾胃运化功能，谷食不能消化，即使大便不通，亦属于寒结。其人腹痛必喜按，舌苔必滑白，应用温药治疗。反之，如用苦寒攻下，则更伤胃阳，必致心下痞硬。

"其气必冲"一句，是指误下后正气抗药的一种现象。如不上冲，可知正气无此反应能力，易致心下痞结。

九、病腹满，发热十日，脉浮而数，饮食如故，厚朴七物汤主之。

厚朴七物汤方：

厚朴半斤　甘草　大黄各三两　大枣十枚　枳实五枚　桂枝二两　生姜五两

上七味，以水一斗，煮取四升，温服八合，日三服。呕者加半夏五合，下利去大黄，寒多者加生姜至半斤。

释　义　本条是腹满兼表证的证治。发热十余日，脉象浮数，可知表邪未解，而里已化热。病虽十日，饮食如故，表示肠胃尚未大伤，应乘其未虚而下之。

发热已经十日，脉象不浮紧而浮数，可知病的重心已趋向于里，是里证重乎表证，可用表里两解法治疗。

厚朴七物汤即桂枝汤去芍药合厚朴三物汤而成，意在两解表里，故取桂枝汤解表而和营卫；因其腹满不痛，故去芍药，而加厚朴三物汤以除实满。如下利是脾胃已伤，故去大黄；呕乃气逆于上，故加半夏以降逆；寒盛则重用生姜以散寒。

十、腹中寒气，雷鸣①切痛②，胸胁逆满，呕吐，附子粳米汤主之。

【词解】

①　雷鸣：即肠鸣。

②　切痛：痛之甚。

附子粳米汤方：

附子一枚（炮）　半夏　粳米各半升　甘草一两　大枣十枚

上五味，以水八升，煮米熟汤成，去滓，温服一升，日三服。

释　义　本条指出胃肠虚寒腹痛的证治。腹中雷鸣切痛，是阳虚寒盛所致。《灵枢·五邪》说："邪在脾胃，阳气不足，阴气有余，则中寒肠鸣腹痛。"其痛必喜按，脉应弦迟。寒气上逆，则胸胁胀满，并见呕吐。治以散寒降逆、温经止痛的附子粳米汤为主。

本方用附子温阳，以治寒气之本；半夏降胃气以止呕吐；甘草、大枣、粳米，缓中补虚，以扶助胃气。如胃中寒甚者，可加干姜以温胃，寒去则腹满呕痛均止。

十一、痛而闭①者，厚朴三物汤主之。

厚朴三物汤方：

厚朴八两　大黄四两　枳实五枚

上三味，以水一斗二升，先煮二味，取五升，内大黄，煮取三升，温服一升。以利为度。

【词解】

①闭：指大便不通。

释　义　本条病机是实热内积，气滞不行，故腹部胀满而大便不通。

厚朴三物汤与小承气汤药味相同，惟小承气汤意在荡积，故君以大黄；厚朴三物汤意在行气，故君以厚朴，且厚朴用量独重，故适用于内实气滞之证。更可以理解厚朴三物汤证的腹满亦较小承气汤证为重。

腹满寒疝宿食病脉证治第十

十二、按之心下满痛者，此为实也，当下之，宜大柴胡汤。

大柴胡汤方：

柴胡半斤　黄芩三两　芍药三两　半夏半升（洗）枳实四枚（炙）　大黄四两　大枣十二枚　生姜五两

上八味，以水一斗二升，煮取六升，去滓，再煎，温服一升，日三服。

释　义　本条是心下满痛的治法，与前条腹中满痛、大便不通者，在病机和病位上有所不同。同是腹满，同是实证，前条是满痛在腹，本条是满痛在心下，可知前者病在肠，后者病在胃。因为病在肠，所以满痛在腹而大便闭；因为病在胃，所以满痛在心下。再从方剂作用推测，可以理解本条除心下满痛外，应有郁郁微烦、寒热往来、胸胁苦满之证。

十三、腹满不减，减不足言，当须下之，宜大承气汤。

大承气汤方见前痉病中。

释　义　本条承上文从"腹满不减"辨其里实当下证，应与第二、三两条结合研究。

腹满疼痛，固然是承气汤证根据之一，但应与虚证对勘。虚证里无积滞，故腹满时减；实证里有宿食或燥粪，故腹满不减。

"减不足言"一句是插笔，目的在于加强辨证。其意为腹满不减是实证，当下之以大承气汤，假使腹满有时减轻，那就不是实证，不宜攻下，与第三条对勘自明；但必须联系全身症状，不能局限于腹诊。

十四、心胸中大寒痛，呕不能饮食，腹中寒，上冲皮起，出见有头足，上下痛而不可触近，大建中汤主之：

大建中汤方：

蜀椒二合（炒去汗）　干姜四两　人参二两

上三味，以水四升，煮取二升，去滓，内胶饴一升，微火煎取一升半，分温再服；如一炊顷，可饮粥二升，后更服。

【词解】

①　上冲皮起，出见有头足：是形容腹中寒气攻冲，皮肤突起如头足样的块状物。

释　义　心胸中大寒痛，言其痛势剧烈，自腹部连及心胸。此时内而藏府，外而经络，均为寒邪所充斥，所以当寒气冲逆时，则腹部上冲皮起，好像有头足状的块状物，上下攻冲作痛，且不可以触近。由于寒邪上冲，故呕而不能饮食，当兼有手足逆冷、脉伏等证。由于发病机理为脾阳衰微，中焦寒盛，故用大建中汤建立中气，温中散寒；中阳得运，则寒邪自散，诸症悉退。

大建中汤中蜀椒、干姜之温中散寒与人参、饴糖之温服补脾胃合用，大建中气，故能除心胸中大寒痛。

又，本方对于因疝瘕或蛔虫而引起的寒性腹痛，或大便不通之属于寒结者，均有良好效果。

十五、胁下偏痛，发热，其脉紧弦，此寒也，以温药下之，宜大黄附子汤。

大黄附子汤方：

大黄三两　附子三枚（炮）　细辛二两

上三味，以水五升，煮取二升，分温三服；若强人煮取二升半，分温三服。服后如人行四五里，进一服。

释　义　本条是寒实内结的证治。紧弦之脉，主寒主痛。这里所谓"胁下"，是包括胁腹而言。发热而脉紧弦，则非表证的发热；胁腹疼痛而脉紧弦，是寒实内结之征，所以当用温下法。

本证以腹痛，大便不通，脉象紧弦为主证，并兼有恶寒肢冷、舌苔黏腻等证。

本条证候的预后关键，在于服温下剂后大便是否通利。因为寒实内结，阳气已伤，是邪实正虚的局面，与承气汤证的纯为邪实者不同。服温下剂后大便通利，可转危为安；如药后大便不通，反增呕吐、肢冷，脉搏转细，是病势已趋恶化。《本事方》中有温脾汤一方，即根据本方增损而成，在药物组成方面，较本方更为周到，可以采用。

十六、寒气厥逆，赤丸主之。

赤丸方：

茯苓四两　半夏四两（洗）—方用桂　乌头二两（炮）

细辛一两《千金》作人参

上四味，末之，内真朱①为色，炼蜜丸如麻子大，先食酒饮下三丸，日再夜一服；不知，稍增之，以知为度。

【词解】

① 真朱：即朱砂。

释　义　本条"厥逆"有两种含义，一言病机，一言症状。本条叙证简略，如从药效推测，可知本证病机是脾肾虚寒，水饮上逆所致。由于脾肾阳气不振，不能外达于四肢，故手足逆冷。同时还应兼有腹痛、呕吐或心下动悸等证。方中乌头与细辛相伍，可以散寒止痛；半夏与茯苓相伍，可以化饮止呕；辅以朱砂，取其镇逆。可知本方效用是散寒止痛，化饮降逆。

十七、腹痛，脉弦而紧，弦则卫气不行，即恶寒，紧则不欲食，邪正相搏，即为寒疝。

寒疝绕脐痛，若发则白汗①出，手足厥冷，其脉沉紧者，大乌头煎主之。

大乌头煎方：

乌头大者五枚（熬去皮，不咬咀）

上以水三升，煮取一升，去滓，内蜜二升，煎令水气尽，取二升，强人服七合，弱人服五合。不差，明日更服，不可一日再服。

【词解】

① 白汗："白汗"即"魄汗"。指因剧痛而逼迫出的冷汗。

释　义　本条论述寒疝的病机、证候和治法。腹痛而脉象弦紧，是寒邪与正气相搏的征象。阳气不行于外，故恶寒；阳气衰于内，则不欲饮食；寒气内结而阳气不行，故绕脐剧痛。

"寒疝绕脐痛"至"大乌头煎主之"的一段，是叙述寒疝发作时的情况。本病发作时，主要是绕脐疼痛，由于疼痛逐渐加重，因而汗出肢冷，此时脉象已由弦紧而转为沉紧，说明疝痛已至相当剧烈的程度，故治以破积散寒止痛的大乌头煎。

乌头性大热，可治沉寒痼冷，故宜于腹痛肢冷、脉象沉紧的发作性寒疝证。蜜煎既能制乌头毒性，且能延长药效。方后云"强人服七合，弱人服五合，不可一日再服"，可知药性峻烈，故宜慎用。

十八、寒疝腹中痛，及胁痛里急者，当归生姜羊肉汤主之。

当归生姜羊肉汤方：

当归三两　生姜五两　羊肉一斤

上三味，以水八升，煮取三升，温服七合，日三服。若寒多者加生姜成一斤；痛多而呕者加橘皮二两，白术一两。加生姜者亦加水五升，煮取三升二合，服之。

释　义　本条指出血虚寒疝的证治。尤在泾云："血虚则脉不营，寒多则脉绌急，故腹胁痛而里急也。"方中当归、羊肉均为温补之品，生姜温中散寒，故知本证属于血虚寒疝。

本方应用于胁下及腹部有牵引性疼痛，得按或温熨则减，舌白、脉沉弦而涩等证。亦适用于妇人产后腹痛，可参看《妇人产后篇》。

十九、寒疝腹中痛，逆冷，手足不仁，若身疼痛，灸刺诸药不能治，抵当乌头桂枝汤主之。

乌头桂枝汤方：

乌头

上一味，以蜜二斤，煎减半，去滓，以桂枝汤五合解之，令得一升后，初服二合；不知，即服三合；又不知，复加至五合。其知者，如醉状，得吐者为中病。

桂枝汤方：

桂枝三两（去皮）　芍药三两　甘草二两（炙）　生姜三两　大枣十二枚

上五味，锉，以水七升，微火煮取三升，去滓。

释　义　腹痛是寒疝应有症状。手足冷是阳气大衰，不能达于四肢。至于手足不仁，则是寒冷之极而将至麻痹。身体疼痛是寒邪在表，营卫不和所致。可知本条是表里皆寒的疝痛证。

内外皆寒，表里兼病，自当表里两治，非单钝解表或温里，以及针灸等法所能解决，乌头桂枝汤即为此而设。

乌头桂枝汤用乌头驱寒止痛，桂枝汤调和营卫以散表寒。药后如醉状，或呕吐，是药中病的"瞑眩"现象。但也不是每人如此。

如有上述现象，而无其他不良反应者，可不必服药。如药后发现呼吸迫促、头痛、心跳加速、脉搏有歇止状态者，则为中毒现象，应速服绿豆汤或黑豆甘草汤，可以缓解。

二十、其脉数而紧乃弦，状如弓弦，按之不移。脉数弦者，当下其寒；脉紧大而迟者，必心下坚；脉大而紧者，阳中有阴，可下之。

释　义　本条指出寒实可下证的脉象与治法，同时也说明一种脉象可以出现于多种不同性质的疾病，故必须结合证候和兼见脉象，才能得出疾病真象。

状如弓弦，按之不移，是形容数与紧相合的弦脉形态。数与大为阳脉，弦、紧、迟为阴脉；如数中带弦，或大而兼紧或兼迟，而且证兼心下坚的，则数与大为邪盛，弦、紧、迟为内寒，这是"阳中有阴"寒实证的脉象，当用温下法治疗。

按：《李今庸金匮要略讲稿》云：本条文字当有错简，亦可缺疑待考。

附方

《外台》乌头汤：治寒疝腹中绞痛，贼风入攻五藏，拘急不得转侧，发作有时，使人阴缩，手足厥逆。方见上。

《外台》柴胡桂枝汤方：治心腹卒中痛者。

柴胡四两　黄芩　人参　芍药　桂枝　生姜各一两

半　甘草一两　半夏二合半　大枣六枚

上九味，以水六升，煮取三升，温服一升，日三服。

《外台》走马汤：治中恶心痛腹胀，大便不通。

巴豆一枚（去皮心，熬）　杏仁二枚

上二味，以绵缠，捶令碎，热汤二合，捻取白汁，饮之，当下。老小量之。

二十一、问曰：人病有宿食，何以别之？师曰：寸口脉浮而大，按之反涩，尺中亦微而涩，故知有宿食，大承气汤主之。

二十二、脉数而滑，实也，此有宿食，下之愈，宜大承气汤。

二十三、下利不欲食者，有宿食也，当下之，宜大承气汤。

释　义　以上三条，皆是论述宿食在肠可用大承气汤的脉证。

涩是不流利的脉象。寸口浮取大而有力，重按反而见涩，尺脉重按亦微带涩而有力，这是宿食壅积、胃肠气滞不畅所致，治以大承气汤为主。

滑主宿食，数脉主热，脉滑而数，主胃肠有实热，所以当下，宜大承气汤。

同是宿食，而脉象各异，这与发病久暂有关。前者为食积较久，故脉象重按带涩；后者为宿食新停，故脉象数而流利，但皆为实脉，故均可攻下。

宿食病见到下利，是正气逐邪外出的表现；伤食恶食，故不欲食，宜用大承气汤顺其病机趋势以攻下宿食。

宿食初起，往往见到胸脘痞闷，嗳腐吞酸，或恶寒发热。此时病尚在胃，不可使用下剂。如病人有欲吐之势，可用吐法以排除宿食；否则可用消导法健胃消食。必须宿食在肠，且又化燥成实者，始可用攻下法。

以上三条可以联系研究，并应参考《伤寒论·阳明篇》三承气汤证。

二十四、宿食在上脘，当吐之，宜瓜蒂散。

瓜蒂散方：

瓜蒂一分（熬黄）　赤小豆一分（煮）

上二味，杵为散，以香豉七合煮取汁，和散一钱匕，温服之。不吐者，少加之，以快吐为度而止。亡血及虚者不可与之。

释　义　宿食病泛泛欲吐，与第二十三条的下利，同样是正气抗病的反映，故可用吐法以因势利导，即"其高者因而越之"之法。

二十五、脉紧如转索无常者，有宿食也。

二十六、脉紧头痛，风寒，腹中有宿食不化也。一云寸口脉紧。

释　义　以上两条从脉象和症状对风寒和宿食进行鉴别。"转索无常"是滑脉的形容词，是紧而兼滑的脉象，亦主宿食。

第二十六条是说脉紧头痛如兼有表证是外感风寒；无表证而头痛，可能是宿食。《脉经》"腹中"上有"或"字，于义始通。

又《伤寒论·太阳篇》"结胸热实，脉沉而紧"，《厥阴篇》"病人手足厥冷，脉乍紧者，邪结在胸中"，两条都是紧脉，且又邪结在胸，与上两条对勘，可以理解脉紧为宿食在上脘之象。

结　语

本篇所论腹满，大多属于胃肠病变，它是疾病过程中的一个症状。从腹满的性质来说，不外寒热虚实。从藏府关系来说，如属于虚寒的，病多属脾；属于实热的，病多属胃。从辨证方面来税，腹满时减，按之不痛为虚；腹满不减，按之痛为实。从治疗原则来说，属于虚寒的宜温补，属于实热的宜攻下。但也有腹中满痛拒按的虚寒证，治须温补；亦有寒而且实证，治须温下。故应着眼于病人全身症状，作全面考虑，这样才能得出病情真象，而施治有所依据。

腹满属于实热者，由于发病机理和病变部位之不同，而有厚朴七物汤证、厚朴三物汤证、大柴胡汤证、大承气汤证等。厚朴七物汤证为表里两病，厚朴三物汤证胀满重于积滞，大柴胡汤证痛满在于心下，大承气汤证痛满在于腹中。这些证候的出现，表明邪气虽盛而正气未衰，故治疗比较容易，预后一般良好。至于大黄附子汤证，则是邪实正虚，预后较差。

寒疝的主证是腹痛，根据本篇精神，包括范围很广。其中以属于发作性，痛绕脐部，脉象紧弦，疼痛剧烈时则肢冷自汗，又为乌头剂所主治的证候，则属于寒疝本证。至于附子粳米汤证、大建中汤证，就其性质来说，当亦属于寒疝范围的疾患。又如当归生姜羊肉汤证，则是寒疝中的轻证。

宿食亦属胃肠疾患。本篇指出宿食在上当用吐法，在下当用下法。后世医家对宿食在胃者，补出消导一法，是有其发展的一面。

五藏风寒积聚病脉证并治第十一

本篇论述五藏风寒和真藏脉象、三焦各部病证及藏府积聚脉证。五藏风寒部分脱简较多，脾只载中风，肾中风、中寒俱不载。其所述证候，意在举例说明五藏受邪后的表现各有不同，仅可作为参考，不得拘泥。

本篇论述三焦各部的病证亦略而不详，仅有三焦竭部及热在三焦两条。

本篇指出积是五藏所生，聚是六藏所成，并以气一证作为鉴别。此外，本篇论述肝着、脾约、肾着三种具体病证的治疗。

一、肺中风者，口燥而喘，身运①而重，冒而肿胀。

二、肺中寒，吐浊涕。

三、肺死藏②，浮之③虚，按之弱如葱叶，下无根者，死。

【词解】

① 身运：运，同"晕"。身运，是指身体动摇，不能自主。

② 死脏：是说真藏脉。

③ 浮之：是说轻按。

释　义　以上三条，论述肺中风、中寒及其真藏脉象。

肺主气，气化津。肺中于风邪则气上逆，不能布津，故口燥而喘。肺主一身之治节，治节失职，故身运而重。肺主清肃，清肃之令不行，浊气上逆，故时作昏冒。肺气不能通调水道，下输膀胱，以致气滞水停，故肿胀。

肺中于寒，肺窍不利，则鼻塞不通，故浊涕从口中吐出。

以上这些症状，与风寒邪气侵犯肺藏有一定的关系，辨证时可作参考。

肺的真藏脉是浮取虚，按之如葱叶之中空，此为无根之脉，肺气已绝，故称为肺死藏。

四、肝中风者，头目𥆧，两胁痛，行常伛^①，令人嗜甘。

五、肝中寒者，两臂不举，舌本燥，喜太息，胸中痛，不得转侧，食则吐而汗出也。

六、肝死藏，浮之弱，按之如索不来^②，或曲如蛇行^③者，死。

【词解】

① 行常伛：经常曲背而行。

② 如索不来：是说指下所按到的脉象，如绳索之悬空，轻飘游移，应手即去，不能复来。

③ 曲如蛇行：是说脉象如蛇行之状，曲折逶迤而不能畅达。

释　义　以上三条论述肝中风、中寒及其真藏脉象。

肝为风木之藏，其脉布胁肋，连目系，上出额，与督脉会于巅，肝中于风，风胜则动，故头目瞤动。肝主筋，风胜则筋脉燥而拘急，故两胁痛，行常伛。肝苦急，故喜食甘以缓之。

肝主筋，肝中寒邪，则筋脉收引而为两臂不举。肝脉循喉咙之后，络于舌本，寒郁化热，故舌本干燥。肝气郁结，失其条达之性，故善太息，胸中痛，不得转侧。肝病传胃，胃不受食，故食后即作吐而汗出。

以上这些症状，与风寒邪气侵犯肝藏有一定的关系，辨证时可作参考。

肝脉当弦，今轻按则弱，重按应手即去，不能复来，或曲如蛇行，此为肝之真气已绝，故主死。

七、肝着，其人常欲蹈其胸上，先未苦时，但欲饮热，旋覆花汤主之。

旋覆花汤方：

旋覆花三两　葱十四茎　新绛少许

上三味，以水三升，煮取一升，顿服之。

释　义　肝着，是肝藏气血郁滞，着而不行所致。其证胸胁痞闷不舒，甚或胀痛，故喜人按揉其胸上。初起病在气分，得热饮则气机暂为通畅，故胸满等症稍舒；及其既成，则经脉凝瘀，虽饮热亦无益。治以旋覆花汤，下气散结，活血通络。叶天士医案常以此方随证加归须、桃仁、泽兰、郁金之类，治胸胁板着胀痛，收效良好，可见此方治络瘀肝着的病证，确有疗效。

八、心中风者，翕翕发热，不能起，心中饥，食即呕吐。

九、心中寒者，其人苦病心如噉蒜状，剧者心痛彻背，背痛彻心，譬如蛊注①。其脉浮者，自吐乃愈。

十、心伤者，其人劳倦，即头面赤而下重②，心中痛而自烦，发热，当脐跳，其脉弦，此为心藏伤所致也。

十一、心死藏，浮之实如丸豆，按之益躁急者，死。

【词解】

① 蛊注：病名。发作时出现胸闷、腹痛等症。

② 下重：是说身体下部沉重无力。

释　义　以上四条论述心中风、中寒、心气损伤及其真藏脉象。

心中风证，《李今庸金匮要略讲稿》云：心为火热之藏，风为阳邪，火热阳邪相合，则翕翕发热；正气被火气所食，故气虚不能起，火邪内动，化燥伤津不濡胃，则胃中嘈杂似饥；火扰于中，胃气逆上，则食即呕吐。

心中寒证，寒邪外束，阳气闭结不通，胸中有似痛非痛，似热非热，像食蒜后的辛辣感觉；甚至心痛彻背，背痛彻心，似蛊注的病证。治法可参考《胸痹心痛》篇。若脉浮者，为病在上焦，当以吐解。自吐，乃邪从上越，病当自愈。

心为阳藏，心气损伤则不耐作劳；稍有劳倦，即阳越于上而为头面赤色，下身沉重无力。心虚失养，热动于中，故心中痛而自烦，发热。心气虚于上而肾气动于下，则当脐跳动。心之平脉，累累如贯珠，今脉弦，是变圆润滑利之常而为强直劲强之形，故曰"此为心藏伤所致"。

心的真藏脉是脉来坚硬躁急，像弹丸、豆粒样地转动，重按益见躁急，为心血枯竭的现象，故主死。

十二、邪哭^①使魂魄不安者，血气少也；血气少者属于心，心气虚者，其人则畏，合目欲眠，梦远行而精神离散，魂魄妄行。阴气衰者为癫，阳气衰者为狂。

【词解】

① 邪哭：应为"邪入"，"哭"是"入"字之误。邪入，是指风邪入侵。是说无故悲伤哭泣。

释 义 本条论述血气虚少，发生精神错乱的病证。魂魄不安是指条文中所说的一系列精神错乱的见症而言。魂不安者，由于血少；魄不安者，由于气少。血虽属肝，气虽属肺，而血气之主宰，皆归于心。风邪内入，伤及心志，血虚气少，故曰"血气少者属于心"。进一步发展则成癫狂之证。临床所见，癫证沉默痴呆，哭笑无时，属阴盛而阳衰；狂证躁扰不宁，骂詈不避亲疏，属阳盛而阴衰。《李今庸金匮要略讲稿》云：本条"阴气衰者为癫，阳气衰者为狂"一句，是说阴气偏盛则发为癫病，阳气偏盛则发狂病，意即"重阳者狂，重阴者癫"。衰，即"襄"字，是重叠的意思。

十三、脾中风者，翕翕发热，形如醉人，腹中烦重，皮目𥆧𥆧而短气。

【校勘】 目，《千金要方·卷十五》作"肉"，当从之。

十四、脾死藏，浮之大坚，按之如覆杯洁洁①，状如摇者，死。

【词解】

① 覆杯洁洁：杯中空无所有。

释 义 以上两条，论述脾中风及其真藏脉象。风为阳邪，中风而见翕翕发热，是一般的现象。脾为湿土，合肌肉，居腹中，主四肢。脾中于风，故身体懈惰，四肢不收，形如醉人，皮肉瞤动，腹中烦重。脾不运湿，气机阻滞，呼吸不利，故短气。这些症状，与风寒邪气侵犯脾藏有一定的关系，辨证时可作参考。

脾脉当缓，今轻按大坚，重按中空，或脉来摇荡不定，突然中断，为脾之真藏脉现，故主死。

十五、趺阳脉浮而涩，浮则胃气强，涩则小便数，浮涩相搏，大便则坚，其脾为约，麻子仁丸主之。

麻子仁丸方：

麻子仁二升 芍药半升 枳实一斤 大黄一斤（去皮） 厚朴一尺（去皮） 杏仁一升（去皮尖，熬，别作脂）

上六味，末之，炼蜜和丸梧子大，饮服十丸，日三服，渐加，以知为度。

释 义 本条从趺阳部位的脉象论述脾约病的证治。趺阳以候脾胃，今脉浮而涩，浮是举之有余，为阳脉，主胃气强盛；涩是按之滞涩而不流利，为阴脉，主脾藏津液不足。胃气强，脾阴弱，所以出现小便短数，大便干结，这就是脾约证。治以麻子仁丸泄热润燥，导滞通便。在临床上，本方常用于慢性便秘，大便干燥，而饮食正常者，多能取效。

十六、肾着之病，其人身体重，腰中冷，如坐水中，形如水状，反不渴，小便自利，饮食如故，病属下焦，身劳汗出，衣里冷湿，久久得之，腰以下冷痛，腹重如带五千钱，甘姜苓术汤主之。

甘草干姜苓术汤方：

甘草　白术各二两　干姜　茯苓各四两

上四味，以水四升，煮取三升，分温三服，腰中即温。

释　义　肾受寒湿，着而不去，则为肾着。身重，腰中冷，如坐水中，肢体稍见浮肿，都是寒湿着肾而阳气不行的现象。不渴，是上焦无热。小便清长自利，是下焦有寒。饮食如故，为胃中无病。故曰："病属下焦，身劳汗出，衣里冷湿，久久得之。"本证实际部位不在肾之本藏，而在肾之外府，以腰下冷痛，腹重如带五千钱为特征。所以它的治法，不用温肾之药，而用甘姜苓术汤健脾利水，温中散湿。

十七、肾死藏，浮之坚，按之乱如转丸[①]，益下入尺中者，死。

【词解】

① 乱如转丸：是形容脉象躁动，如弹丸之乱转。

释　义　肾脉当沉，今反躁动，轻按之坚实，重按之乱如转丸，尺部更为明显，此为肾之真藏脉现，故主死。

十八、问曰：三焦竭部①，上焦竭善噫②，何谓也？师曰：上焦受中焦气未和，不能消谷，故能噫耳。下焦竭，即遗溺失便，其气不和，不能自禁制，不须治，久则愈。

【校勘】

"上焦受中焦气未和"句，据《伤寒论·平脉法》成无己注引本条条文，作"上焦受中焦气，中焦未和"。

【词解】

① 三焦竭部：是说三焦因阻竭而各部所属藏府不能各司其事，且不能相互为用而致其机能衰退。竭，与"遏"相通。

② 噫：嗳气。这里指嗳出食气。

释　义　本条论述上中下三焦各部藏府生理机能衰退，就会互相影响或直接发生病变。例如：上焦受气于中焦，如中焦脾胃机能衰退，不能消化水谷，则上焦所受的是胃中陈腐之气，以致经常嗳出食气，是上焦受到中焦的影响所发生的病变。又如下焦所属的藏府，是肾、膀胱、小肠、大肠等。如果这些藏府的机能衰退，就不能制约二便，出现遗溺或大便失禁等现象，这是下焦本部直接发生的病变。"其气不和……则愈"，《李今庸金匮要略讲稿》云：是说此病症必等中焦气和下焦气复，日久则可自愈。

十九、师曰：热在上焦者，因咳为肺痿；热在中焦者，则为坚^①；热在下焦者，则尿血，亦令淋秘不通。大肠有寒者，多鹜溏^②；有热者，便肠垢。小肠有寒者，其人下重便血；有热者，必痔。

【词解】

① 坚：指大便坚硬。

② 鹜溏：鹜即鸭。鹜溏是说大便如鸭粪样水粪杂下。

释　义　本条论述热在三焦的病证。肺居上焦，热在上焦者，肺受影响而为咳，咳久则肺伤而成痿。脾胃居中焦，热在中焦者，脾胃受到影响，大便就燥实坚硬。肾与膀胱同居下焦，热在下焦者，肾与膀胱受到影响，就会出现尿血，或小溲淋秘不通之证。其次说明辨证应分寒热，如大肠有寒，则大便不能坚实，水粪杂下而为鹜溏；热则排出肠垢等腐败物质。"小肠有寒者……必痔"，《李今庸金匮要略讲稿》云："小肠有寒，则肝脾下陷，清阳不升，所以下重便血。下重，指肛门坠重；有热则热注直肠，肛门结肿生疮，所以形成痔疾。"

按："淋秘不通"，根据李今庸《古医书研究·〈金匮要略〉考义》，"淋秘"应为"癃闭"，意为小便不通。

二十、问曰：病有积、有聚、有槃气，何谓也？师曰：积者，藏病也，终不移；聚者，府病也，发作有时，展转痛移，为可治。槃气者，胁下痛，按之则愈，复发为槃气。

诸积大法，脉来细而附骨者，乃积也。寸口，积在胸中；微出寸口，积在喉中；关上，积在脐旁；上关上，积在心下；微下关，积在少腹；尺中，积在气冲。脉出左，积在左；脉出右，积在右；脉两出，积在中央。各以其部处之。

释　义　本条论述积、聚、䅽气三证的区别，并说明诸积之脉诊。积和聚，都是体内的肿块，但积病在藏，阴凝所结，推之不移，痛有定处；聚病在府，发作有时，推之能移，痛无定处，其根不深，较积为可治。䅽气即食积之病，由于消化不良，脾胃壅实，以致肝气郁结，故出现胁下痛。按之则气流动而痛可缓和，但不久气必复结而痛再作。治当消其食积。

积乃藏病，病根深固，故脉来细而附骨。至于文中历举脉出之处，以定积的部位，临床上不尽符合，只可作为参考。

结　语

本篇首先论述五藏风寒的病证及其真藏脉象。次用三焦分部说明各个藏府所居之部位不同，其病证亦有三部之别，且指出上、中、下三焦相互为用，彼此制约，以说明藏府之间的平衡协调关系。最后讨论藏府积聚之脉证，指出积、聚、䅽气三者的区别。

对具体治疗，本篇提出肝着病用旋覆花汤疏肝通络；脾约病用麻子仁丸润燥缓导；肾着病用甘姜苓术汤健脾利水，温中散湿。都是常用的有效方剂。

痰饮咳嗽病脉证并治第十二

本篇论述痰饮和咳嗽，但重点则在于痰饮。因为咳嗽不过是痰饮病中的一个症状。而且这里的咳嗽也是由痰饮所引起的，并不包括所有咳嗽在内。

痰饮是根据病因和症状而定名，有广义和狭义之分。如本篇标题所指的痰饮是广义的，是概括四饮——痰饮、悬饮、溢饮、支饮的总称；至于四饮中的痰饮，则是狭义的，是广义痰饮中的一种病证。此外，尚有留饮和伏饮名。所谓留饮，是水饮留而不行者，伏饮，是水饮潜伏不去者，这仅意味着饮病的新久浅深。而四饮之病，亦不外乎留伏为患，因此，并不是四饮之外另有所谓留饮和伏饮。

一、问曰：夫饮有四，何谓也？师曰：有痰饮，有悬饮，有溢饮，有支饮。

二、问曰：四饮何以为异？师曰：其人素盛今瘦①，水走肠间，沥沥有声②，谓之痰饮。饮后水流在胁下，咳唾引痛，谓之悬饮。饮水流行，归于四肢，当汗出而不汗出，身体疼重，谓之溢饮。咳逆倚息③，短气不得卧，其形如肿，谓之支饮。

【词解】

① 素盛今瘦：谓痰饮病人在未病之前，身体很丰盛；既病之后，身体很消瘦。

② 沥沥有声：水饮在肠间流动时所发出的声音，亦有形容为"辘辘有声"者。

③ 咳逆倚息：谓咳嗽气逆，不能平卧，须倚床呼吸。

释　义　以上二条总述痰饮并分辨其主证，为全篇之提纲。痰饮是一个总的病名，其中又可分为痰饮、悬饮、溢饮和支饮四种。由于总的病名为痰饮，具体辨证中又有痰饮一证，所以前人对痰饮一名的解释，有广义与狭义之分，前者是四种痰饮的总称，后者仅指痰饮停留于某一局部的病变。

四饮如何分别？主要是根据水饮停留的部位和各种不同的主证，加以分析讨论。如痰饮，是水饮停留于肠胃部分，由于水饮的流动，所以肠间沥沥有声，是其主证。健康之人，运化正常，饮食入胃以后，变化精微，充养全身，故肌肉丰盛；现在运化不及，饮食不化精微，反停而成为痰饮，致肌肉不得充养，所以形体消瘦，这是痰饮的主要病情。假如水饮潴留于胁下，咳嗽牵引作痛，是为悬饮。水饮流行于四肢肌肉之间，近于体表，本可随汗而排泄，若不能得汗，必致身体疼痛而沉重，称为溢饮。如水饮停留于胸膈，阻碍肺气的宣肃，以致咳逆倚息，气喘不能平卧；且肺合皮毛，气逆水亦逆，兼见外形如肿的，称为支饮。

《素问·经脉别论篇》云："饮入于胃，游溢精气，上输于脾，脾气散精，上归于肺，通调水道，下输膀胱，水精四布，五经并行。"这是人身水液的正常流行情况。今脾胃运化失常，以致水停为饮，随处留积，流走肠胃，则为痰饮；入于胁下，则为悬饮；上迫胸肺，则为支饮；外溢肌表，则为溢饮。这是四饮的大体病情。

三、水①在心，心下坚筑②，短气，恶水不欲饮。

四、水在肺，吐涎沫，欲饮水。

五、水在脾，少气身重。

六、水在肝，胁下支满③，嚏而痛。

七、水在肾，心下悸。

【校勘】

"心下悸"的"心"字，《医宗金鉴》云当是"脐"字。

【词解】

① 水：这里是指停饮。

② 心下坚筑：是心下痞坚而悸动。

③ 支满：支撑胀满。

释　义　以上五条是由四饮而推及五藏，意谓水饮为害，不仅能留于肠间、胁下、胸膈、肢体，并可以波及五藏。但应注意，这里所谓五藏之水，均非五藏本身有水，不过受水饮的影响，出现与各藏有关的外候而已。

水饮凌心，故心下痞坚而悸动；心阳被水饮所遏，故短气、恶水不欲饮。水饮射肺，则肺气与水饮相激，水随气泛，故吐涎沫；气不化津，故欲饮水。水饮侵脾，则中气不足而少气，肌肉湿胜而身重。水饮侵肝，则肝络不和，胁下支撑胀满，嚏时牵引作痛。水饮犯肾，则肾气不化，脐下蓄水冲逆而悸动。

尚须指出，五藏水饮与四饮之间，仍有密切关系。如水在心、肾之与痰饮，水在肺之与支饮，水在脾之与痰饮、溢饮，水在肝之与悬饮，其证其治，均有内在的联系，不能机械地划分。

八、夫心下有留饮，其人背寒冷如掌大。

九、留饮者，胁下痛引缺盆，咳嗽则转甚。

十、胸中有留饮，其人短气而渴，四肢历节痛。脉沉者，有留饮。

释 义 留饮，即指水饮之留而不去者，并不是四饮之外，另有所谓留饮。以上三条是论述留饮的各种见证。凡饮邪留积之处，阳即被阻遏不能展布。所以饮留心下，则见背部一块寒冷，以心之腧在背，饮留而阳气不达之故。饮留胁下，则肝络不和，气机不利，所以胁下痛引缺盆；咳嗽震动，则痛更加甚。饮留胸中，则肺气不利，气不布津，所以短气而渴；留饮入于四肢，痹着关节，阳气不通，所以四肢历节痛。种种见证，表现虽有不同，但均属于留饮为患。在以上各证中见有沉脉，是一个依据。

又，饮留胁下，即是悬饮。四肢历节痛，这里属于痰饮留着，阳气不通之证，与外感风寒湿的痹证有所不同，应予鉴别。

十一、膈上病痰，满喘咳吐，发则寒热，背痛腰疼，目泣自出，其人振振身瞤剧，必有伏饮。

释　义　伏饮，谓水饮伏留于内，难于攻除，发作有时之证。本条即是论述膈上伏饮发作的病情。饮伏膈上，阻碍肺气，必常见胸满喘咳、呕吐痰涎等证。一旦气候转变或外感风寒，则新感引动伏饮，内外合邪，不仅胸满喘咳等症加剧，而且恶寒发热，背痛腰疼，一身经脉不舒；饮发于内，寒束于表，阳气不得宣通，以致目泣自出，周身瞤动振颤，不能自主。这种病情，可以断为伏饮内发之证。

十二、夫病人饮水多，必暴喘满。凡食少饮多，水停心下。甚者则悸，微者短气。

脉双弦①者寒也，皆大下后喜虚。脉偏弦②者饮也。

十三、肺饮③不弦，但苦喘短气。

十四、支饮亦喘而不能卧，加短气，其脉平也。

【校勘】

喜虚，《医宗金鉴》作"里虚"。

【词解】

① 双弦：是说两手之脉俱弦。

② 偏弦：是说或左或右之一手脉弦。

③ 肺饮：指水饮犯肺，属支饮之类。

释　义　以上三条论述痰饮的病因、见症和脉象。痰饮的成因，有由于暴饮多水，不及运化者；亦有脾胃虚弱，复多饮水，以致水停成饮者。此外，尚有肺气不化，不能通调水道；肾阳虚弱，不能化气利水等，都可发生痰饮。

临床见症，由于水饮影响的部位不同，症状亦异。如水停于胃，上迫于肺，必见胸满短气、喘咳不能平卧等证，即为肺饮、支饮。水停心下，重则上凌于心，心下动悸，轻则妨碍呼吸，仅见短气，即为痰饮。

痰饮脉象，一般多见弦脉。但在大下后里虚阳微，见两手之脉俱弦，未必即是饮脉；如果一手脉弦，则为饮邪偏留于一处。但亦有饮邪不甚，或在不发作时，其脉平而不弦的。

又，十二条"夫病人饮水多，必暴喘满"一段，前人注解，有认为并非痰饮成因，仅属一时性的水积为患，水消则喘满之证自愈，主要意图是借此与下文痰饮成因（食少饮多）比较。此说可作参考。

十五、病痰饮者，当以温药和之。

释 义 本条指出治疗痰饮病的大法。饮为阴邪，最易伤人阳气，反之，阳能运也，饮亦自除，用温药和之，具有振奋阳气的意义，实为治本之法。又，这里所指是广义的痰饮，包括四饮在内。

十六、心下有痰饮，胸胁支满，目眩，苓桂术甘汤主之。

茯苓桂枝白术甘草汤方：

茯苓四两　　桂枝　　白术各三两　　甘草二两

上四味，以水六升，煮取三升，分温三服，小便则利。

释 义 心下即胃之所在，胃中有停饮，故胸胁支撑胀满；饮阻于中，清阳不升，故头目眩晕。治以苓桂术甘汤，温阳蠲饮，健脾利水。方中茯苓淡渗利水，桂枝辛温通阳，两药相协，可以温阳化水；白术健脾燥湿，甘草和中益气，两药合用，又能补土制水。本方为治饮病的基础方剂，亦是"温药和之"的具体方法。

十七、夫短气有微饮，当从小便去之，苓桂术甘汤主之_{方见上}。肾气丸亦主之_{方见虚劳中}。

释 义 本条是论述微饮的证治。微饮，是水饮之轻微者，即上文所说"水停心下，微者短气"之证。微饮之病，外证不甚明显，仅见短气，似属轻微，但水饮内阻，阳气不化，其本在于脾肾，必须早为图治。水饮停留，妨碍升降之气，所以短气。阳气不化，必见小便不利。温阳化气，当从小便去之，亦即利水通阳之意。但饮邪之成，有因中阳不运，水停为饮者，其本在脾，必见心下逆满、起则头眩等证；亦有下焦阳虚，不能化水，以致水泛心下者，其本在肾，又有畏寒足冷、小腹拘急不仁等症。临床宜分别处理，前者可用苓桂术甘汤健脾利水，后者可用肾气丸温肾化水。本条一证二方，虽皆属"温药和之"之意，然治脾治肾，又各有所主，应善为分析。

十八、病者脉伏，其人欲自利，利反快，虽利，心下续坚满，此为留饮欲去故也，甘遂半夏汤主之。

甘遂半夏汤方：

甘遂大者三枚　半夏十二枚（以水一升，煮取半升，去滓）　芍药五枚　甘草如指大一枚（炙）

上四味，以水二升，煮取半升，去滓，以蜜半升，和药汁煎取八合，顿服之。

【校勘】

《千金要方·卷十八》"炙"字下有"水一升，煮取半升"七字。煎服法作"右四味，以蜜半升，内二药汁，合得一升半，煎取八合，顿服之"。

释　义　本条论述留饮的证治。水饮留而不去者，谓之留饮。由于水饮停留，阳气不通，所以病人脉伏。假如留饮脉伏之证，未经攻下逐邪，忽然自欲下利者，此为留饮有欲去之势。饮邪得去，所以利后觉得舒快。但虽然下利，病根并未得除，因此，去者虽去，而新饮仍然日积，故其人心下继续痞坚胀满。饮邪既有欲去之势，留饮亦非攻不除，当此之时，宜攻破利导之剂，下而去之，故治以甘遂半夏汤。方中甘遂攻逐水饮，半夏散结除痰，芍药、甘草、白蜜酸收甘缓，安中以解药毒。但甘草与甘遂相反，此方合而用之者，取其相反相成，俾激发留饮得以尽去。

本方的煮药法，当从《千金》记载，即甘遂与半夏同煮，芍药与甘草同煮，最后将二汁加蜜合煮，顿饮，较为安全。《类聚方广义》强调此方用蜜，亦有深意。

又，本条可与第八条、第十条互参。

十九、脉浮而细滑，伤饮。

释　义　《李今庸金匮要略讲稿》云："本条论饮邪未深的脉象。脉细而无力为虚，此细而兼滑，则为饮病。细滑见于浮分，乃饮水过多所伤而病尚未能深入之象。"

二十、脉弦数，有寒饮，冬夏难治。

释　义　本条指出痰饮病脉证不符者，预后不佳。寒饮而脉见弦数，是脉证不相适应。从时令来说，冬寒有利于热，但不利于饮，夏热有利于饮，又不利于热；从用药而论，用温药治饮，则不利于热，用寒药治热，又不利于饮。如此寒温两难，所以说难治。但这须活看，临床上有很多"因时制宜""因病制宜"的灵活配伍方法，可以适应复杂病情，并非绝对难治。

二十一、脉沉而弦者，悬饮内痛^①。

二十二、病悬饮者，十枣汤主之。

十枣汤方：

芫花（熬）　甘遂　大戟各等分

上三味，捣筛，以水一升五合，先煮肥大枣十枚，取八合，去滓，内药末，强人服一钱匕，羸人服半钱，平旦温服之；不下者，明日更加半钱。得快下后，糜粥自养。

【词解】

①　内痛：指胸胁疼痛。

释　义　以上二条论述悬饮的证治。悬饮之病，是水流胁下，肝络不和，阴阳升降之气被阻，所以胸胁疼痛。脉见沉弦，是水饮已经内结，须破积逐水，故用十枣汤主之。方中甘遂、芫花、大戟味苦峻下，能直达水饮结聚之处攻之；但峻下之剂，损伤正气，故又佐以大枣十枚，安中而调和诸药，这是治疗悬饮的主方。

十枣汤证，《伤寒论》叙述甚详，认为此证系由外感所引起，开始必有表证，必待表解之后，具有头痛、心下痞硬满、引胁下痛、干呕短气等证，方可用之。《外台》引深师朱雀汤（即本方），谓治久病癖饮，停痰不消，在胸膈上液液，时头苦眩痛，苦挛等证。这些记载，均可供参考。

现在用法，以诸药为末，每服一钱至一钱五分，一日一次，清晨空腹枣汤调下。亦有从小量逐渐增加，或与调理药交替应用者。又十枣汤功效，长于泻胸腹积水；若治悬饮，用控涎丹效果更好。

二十三、病溢饮者，当发其汗，大青龙汤主之；小青龙汤亦主之。

大青龙汤方：

麻黄六两（去节）　桂枝二两（去皮）　甘草二两（炙）

杏仁四十个（去皮尖）　生姜三两　大枣十二枚　石膏如鸡子大（碎）

上七味，以水九升，先煮麻黄，减二升，去上沫，内诸药，煮取三升，去滓，温服一升，取微似汗，汗多者，温粉粉之。

小青龙汤方：

麻黄三两（去节）　芍药三两　五味子半升　干姜三两　甘草三两（炙）　细辛三两　桂枝三两（去皮）　半夏半升（洗）

上八味，以水一斗，先煮麻黄，减二升，去上沫，内诸药，煮取三升，去滓，温服一升。

释　义　本条论述溢饮的证治。溢饮是水饮溢于肌表，当汗出而不汗出，饮邪停留，而见身体疼重等证。饮既外溢于体表，故治疗大法，当以汗解，亦因势利导之意。但具体分析，溢饮有邪盛于表而兼郁热者，每见脉浮紧、发热恶寒、身疼痛、不汗出而喘、烦躁等证；亦有表寒里饮俱盛者，除发热恶寒、身疼痛等表证外，还可见胸痞、干呕、咳喘等心下有水气之证。治疗方法，前者宜大青龙汤，发汗兼清郁热；后者宜小青龙汤，发汗兼温化里饮。

大小青龙虽同治溢饮，但用大青龙的目的在于发汗，用小青龙的目的在于行水。大青龙证以发热为主，小青龙证以喘咳为主。柯韵伯云："两青龙俱治有表里证，皆用两解法。大青龙是里热，小青龙是里寒，故发表之药相同，而治里之药则殊也。"

二十四、膈间支饮，其人喘满，心下痞坚，面色黧黑①，其脉沉紧，得之数十日，医吐下之不愈，木防己汤主之。虚者②即愈，实者三日复发，复与不愈者，宜木防己汤去石膏加茯苓芒硝汤主之。

木防己汤方：

木防己三两　石膏十二枚，鸡子大　桂枝二两　人参四两

上四味，以水六升，煮取二升，分温再服。

木防己去石膏加茯苓芒硝汤方：

木防己　桂枝各二两　人参四两　芒硝三合　茯苓四两

上五味，以水六升，煮取二升，去滓，内芒硝，再微煎，分温再服，微利则愈。

【词解】

① 黧黑：是黑而晦暗。

② 虚者：指心下虚软。

释　义　本条论述支饮的证治。膈间有支饮，发为喘满、心下痞坚等证，是水停心下，上迫于肺所致。寒饮留伏于里，结聚不散，所以其脉沉紧。饮聚于胃，营卫运行不利，故面色黧黑。发病数十日，曾经吐下诸法治疗，病仍不愈，这是支饮的重证，而且病情虚实错杂。此时宜用木防己汤。方中防己、桂枝一苦一辛，行水饮而散结气，可使心下痞坚消散；石膏辛凉以清郁热；人参扶正补虚。因病经数十日，又经医吐下之，故应邪正兼顾。服药之后，能得痞坚虚软，这是水去气行，结聚已散，病即可愈；若仍痞坚结实，是水停气阻，病情仍多反复，再用此方，已不能胜任，应于原方中去石膏之辛凉，加茯苓以导水下行，芒硝以软坚破结，方能更合病情。

二十五、心下有支饮，其人苦冒眩，泽泻汤主之。

泽泻汤方：

泽泻五两　白术二两

上二味，以水二升，煮取一升，分温再服。

释　义　水停心下，清阳不升，浊阴上冒，故头目昏眩，这是痰饮常见之证，亦即支饮的轻证。治以泽泻汤，用泽泻利水除饮，白术补脾制水。

二十六、支饮胸满者，厚朴大黄汤主之。

厚朴大黄汤方：

厚朴一尺　大黄六两　枳实四枚

上三味，以水五升，煮取二升，分温再服。

【校勘】

胸满，《医宗金鉴》作"腹满"，当从之。

释　义　本条论述支饮兼有腹满的证治。支饮兼见腹满，腹中痛而大便闭结者，是胃家实证已为当前主要病情。治宜厚朴大黄汤，疏导肠胃，荡涤实邪。

二十七、支饮不得息，葶苈大枣泻肺汤主之。方见肺痈中。

释　义　支饮阻于胸膈，痰涎壅塞，肺气不利，致见胸闷喘咳、呼吸困难等证。治宜葶苈大枣泻肺汤，泻肺气之闭以逐痰饮。

二十八、呕家本渴，渴者为欲解，今反不渴，心下有支饮故也，小半夏汤主之。《千金》云小半夏加茯苓汤。

小半夏汤方：

半夏一升　生姜半斤

上二味，以水七升，煮取一升半，分温再服。

释　义　本条从呕吐的渴与不渴，以测知饮邪的解与不解，并为心下支饮出其治法。呕吐伤津液，应当作渴。饮病呕吐而亦作渴者，是饮随呕去，故为病欲解；若吐后反不渴者，则知水饮仍停留于胃，呕吐虽可排除部分水饮，而支饮并未消除，故不渴。治以小半夏汤，和胃止呕，散饮降逆。

二十九、腹满，口舌干燥，此肠间有水气，己椒苈黄丸主之。

防己椒目葶苈大黄丸方：

防己　椒目　葶苈（熬）　大黄各一两

上四味，末之，蜜丸如梧子大，先食饮服一丸，日三服，稍增，口中有津液。渴者加芒硝半两。

释　义　本条论述痰饮水走肠间的证治。水走肠间，饮邪内结，所以腹满；水气不化，津不上承，故口干舌燥。治以己椒苈黄丸，分消水饮，导邪下行，则腹满、口干舌燥诸症自愈。方中防己、椒目辛宣苦泄，导水从小便而出，葶苈、大黄攻坚决壅，逐水从大便而去，前后分消，则脾气转输，津液自生，故方后云"口中有津液"，这是饮去病解之征。若服药后反加口渴，则为饮阻气结，故加芒硝以软坚破结，这与木防己汤加芒硝同一意义，正如尤在泾所谓"以坚投坚而不破者，即以软投坚而即破也"。

三十、卒呕吐，心下痞，膈间有水，眩悸者，小半夏加茯苓汤主之。

小半夏加茯苓汤方：

半夏一升　生姜半斤　茯苓三两—法四两

上三味，以水七升，煮取一升五合，分温再服。

释　义　本条论述停饮上逆呕吐之证。饮停于胃，则胃失和降，反而上逆，故每每突然发作呕吐。由于水饮停积，故心下痞满；清阳不升，则头目昏眩；水上凌心，则心下悸。凡此诸变，皆属膈间有水之故，而呕吐为其主症。治以小半夏加茯苓汤，和胃止呕，引水下行。

本条与第二十八条之证类近，因有目眩、心悸，故加茯苓一味。又，这里说的膈间有水，其实是水停于胃，亦即二十八条所谓"心下有支饮"。

三十一、假令瘦人①脐下有悸，吐涎沫而癫眩②，此水也，五苓散主之。

五苓散方：

泽泻一两一分　猪苓三分（去皮）　茯苓三分　白术

三分　桂枝二分（去皮）

上五味，为末，白饮服方寸匕，日三服，多饮暖水，汗出愈。

【词解】

① 瘦人：即第二条"其人素盛今瘦"的互词。

② 癫眩：癫，当作"颠"。颠眩，即头目眩晕。

释　义　本条论述下焦水逆的证治。痰饮积于下焦，本可就近从小便而去，但膀胱气化不行，水无去路，反逆而上行，以致变生诸证。水动于下，则脐下悸动冲逆；水泛于上，则吐涎沫而头眩。饮在下焦，当从小便去之，宜五苓散化气利水，水气下行，则上述诸症可随而消失。

附方

《外台》茯苓饮：治心胸中有停痰宿水，自吐出水后，心胸间虚，气满，不能食，消痰气，令能食。

茯苓　人参　白术各三两　枳实二两　橘皮二两半　生姜四两

上六味，水六升，煮取一升八合，分温三服，如人行八九里进之。

三十二、咳家其脉弦，为有水，十枣汤主之。方见上。

三十三、夫有支饮家，咳烦胸中痛者，不卒死，至一百日或一岁，宜十枣汤。方见上。

释义 自三十二条以下，论述痰饮所致的咳嗽证治。咳嗽的成因很多，临床见证和预后亦各有异。假如由于水饮射肺，发为咳嗽者，首先必见弦脉，以弦为水饮脉象。水饮停积，由咳嗽而并发心烦、胸中痛等证，这是饮邪上凌于心，阻碍气道，心肺俱病，阳气不通，是病情恶化。如果不发生剧变，转为慢性咳嗽，则延至一百日，甚至一年，正气尚未甚虚者，仍当逐其水饮，去其窠囊，咳嗽才能痊愈。治疗方法，宜用十枣汤。

咳家是指痰饮咳嗽病人。痰饮咳嗽有其特征，《外台》引许仁则之说，论述甚详，摘录以作参考：饮气嗽者，由所饮之物，停留在胸，水气上冲，冲入于肺，肺得此气，便成嗽，久而不除，渐成水气。其状不限四时昼夜嗽不断，遇诸动嗽物便致困剧，甚者乃至双眼突出，气如欲断，汗出，大小便不利，吐痰饮涎沫无限，气上喘急肩息，每旦眼肿，不得平眠。许氏所述，即咳家有水之证。

三十四、久咳数岁，其脉弱者可治；实大数者死；其脉虚者必苦冒。其人本有支饮在胸中故也，治属饮家。

释义 本条论述痰饮咳嗽的脉证和预后。久咳数岁，是指痰饮咳嗽而言。久咳正气已虚，脉弱则与证相应，故为可治；若见实大而数，则邪盛正衰，预后不良；若见虚脉，则正虽虚而邪亦衰，然饮邪仍在，必见头目昏眩。因其人本有支饮停留，故仍当以治饮为法。

三十五、咳逆倚息不得卧，小青龙汤主之。方见上。

释 义 咳逆倚息不得卧，即第二条所举的支饮，但这里以咳嗽为主症。此症多由外寒所引发，发则内外合邪，故用小青龙汤解外寒而除内饮。

三十六、青龙汤下已，多唾口燥，寸脉沉，尺脉微，手足厥逆，气从少腹上冲胸咽，手足痹，其面翕热如醉状，因复下流阴股，小便难，时复冒者，与茯苓桂枝五味甘草汤，治其气冲。

桂苓五味甘草汤方：

茯苓四两　桂枝四两（去皮）　甘草三两（炙）　五味子半升

上四味，以水八升，煮取三升，去滓，分温三服。

释 义 此上五条详述虚体服小青龙汤以后的变化，并随机应变，出其治法。咳逆倚息不得卧证，服小青龙汤以后，痰唾多而口干燥者，是为寒饮将去之征，与第二十八条"呕家渴者为欲解"同一机转。但由于其人下焦真阳素虚，支饮上盛，是一种下虚上实之证，所以寸脉见沉，尺脉微弱，而且四肢厥逆。这种病情，虽然寒饮在于上焦，不能仅用温散之剂，因温散易于发越阳气，影响冲脉，滋生变端，必须兼顾下焦，始为虚实两全之图。服小青龙汤后，固然寒饮得以暂解，但虚阳亦随之上越，冲气反因而上逆，出现种种变证，如气从少腹上冲，直至胸咽，四肢麻木，其面戴阳，翕热如醉等。由于冲脉为病是时发时平的，所以冲气有时又能还于下焦，但冲逆则一身之气皆逆，所以下则小便困难，上则时作昏冒，当此之时，宜急予敛气平冲，用桂苓五味甘草汤，使上冲之气平，然后再议他法。方中桂枝、甘草，辛甘化阳，以平冲气；配以茯苓，能引逆气下行；又用五味收敛耗散之气，使虚阳不致上浮。

三十七、冲气即低，而反更咳、胸满者，用桂苓五味甘草汤去桂加干姜、细辛，以治其咳满。

苓甘五味姜辛汤方：

茯苓四两　甘草　干姜　细辛各三两　五味子半升

上五味，以水八升，煮取三升，去滓，温服半升，日三服。

释　义　服前方以后，冲气即见下降，但咳嗽、胸满之证又复发作，这是冲逆虽平，而支饮又发，宜再除饮治咳，用苓甘五味姜辛汤。因冲逆已平，故不须桂枝；但咳满又加，故用干姜、细辛以散寒泄满，合五味以蠲饮止咳。

三十八、咳满即止，而更复渴，冲气复发者，以细辛、干姜为热药也。服之当遂渴，而渴反止者，为支饮也。支饮者法当冒，冒者必呕，呕者复内半夏以去其水。

桂苓五味甘草去桂加干姜细辛半夏汤方：

茯苓四两　甘草　细辛　干姜各二两　五味子　半夏
各半升

上六味，以水八升，煮取三升，去滓，温服半升，日
三服。

释　义　本条论述服苓甘五味姜辛汤后的复杂变化，应予细
致鉴别。服前方后而咳满即止者，是姜、辛的功效已著，病情缓解，
为好转现象。但亦有服药后见口渴，冲气复发者，是因姜、辛温热，
转从燥化，动其冲气所致，此种变化自当酌用苓桂味甘汤以治之。
另一种变化为口渴反止。如其为热药之变，当口渴不止，今反止者，
是饮邪内盛，水气有余，这种冲气，是由于饮邪上逆，而非下焦
冲气。冲气与支饮均有上逆眩冒之变，应如何加以鉴别？前者气
冲而不呕，后者则上逆必见呕吐。现在服热药而不渴，反加上逆
呕吐，是前药尚未能控制其发作之势，仍为饮邪无疑，可用原方
加半夏以去水止呕。

三十九、水去呕止，其人形肿者，加杏仁主之。其证
应内麻黄，以其人遂痹，故不内之。若逆而内之者，必厥，
所以然者，以其人血虚，麻黄发其阳故也。

苓甘五味加姜辛半夏杏仁汤方：

茯苓四两　甘草三两　五味半升　干姜三两　细辛三
两　半夏半升　杏仁半升（去皮尖）

上七味，以水一斗，煮取三升，去滓，温服半升，日三服。

释　义　服药后水去呕止，是里气转和，但表气未宣，故其人尚见形肿，可于前方中加杏仁一味，继续廓清余邪，兼以宣利肺气；气化则饮消，形肿亦可随减。从形肿一证而论，本可应用麻黄发汗消肿，但由于其人本有尺脉微、手足痹等虚证，故不能用。若违反病情，误用麻黄，则更耗散其阳，必有厥逆之变。

四十、若面热如醉，此为胃热上冲熏其面，加大黄以利之。

苓甘五味加姜辛半杏大黄汤方：

茯苓四两　甘草三两　五味半升　干姜三两　细辛三两　半夏半升　杏仁半升　大黄三两

上八味，以水一斗，煮取三升，去滓，温服半升，日三服。

释　义　"若"字是承上文而言，谓前证悉具，又兼有面热如醉的症状。"此为胃热上冲熏其面"一句，意有双关，一方面是解释面热一症由于胃热上冲，亦即水饮挟热之证；另一方面是与前第三十六条"其面翕热如醉状"之属于浮阳冲气者，加以区别。病既属于胃热上冲，饮邪挟热，故于温化蠲饮方中，加大黄一味，苦寒泄热。

以上六条，等于一份痰饮咳嗽的病历，记载了服小青龙汤以后的各种变化。在治疗上，药随证转，具体反映了辨证施治的原则性与灵活性。其主要精神，在于说明下虚上实的痰饮咳嗽之证，不同于一般的痰饮病情，而痰饮又有虚寒与挟热的不同，因此，其中饮逆与冲气的鉴别，戴阳与胃热的互勘，虚实标本，错综复杂，必须细致分析，灵活处理。

四十一、先渴后呕，为水停心下，此属饮家，小半夏加茯苓汤主之。方见上。

释义 本条论述停水作呕的证治，可与第二十八条和三十条互参。饮邪有新久的不同，此云先渴后呕，可知以前并无呕吐之证，而见于口渴饮水多之后，因水停心下，才发生呕吐。此属新饮，但亦为饮家，故治以小半夏加茯苓汤，行水止呕。

结 语

本篇痰饮、咳嗽并提，实际上是以痰饮为主，咳嗽仅是痰饮部分病情，并不包括其他病因所致的咳嗽。

痰饮的成因，有由于脾不散精者，有由于肺失通调者，亦有由于肾虚不能化水者，等等，而主要之点，在于脾阳不运和肾阳不化两个方面，所以治疗方法，当以"温药和之"。

痰饮见证，大体可以分为四类：痰饮、悬饮、溢饮和支饮。痰饮在于肠胃，悬饮在于胁下，溢饮在于体表，支饮在于胸膈。但四者不能截然分开，往往可以互相影响，合并为病，尤其痰饮与其他三饮，常相关联。

痰饮病情，有上下内外之分；具体治法，亦有发汗、攻下、利小便之别。如饮溢于表，可用大、小青龙汤发汗；留伏于里，可用甘遂半夏汤、十枣汤攻下；饮迫于上，可用小青龙汤、苓甘五味姜辛汤开降；饮阻于下，可用五苓散利小便；而苓桂术甘汤、肾气丸健脾温肾，尤为诸饮治本之图。此外，痰饮久留，每每虚实错杂，如木防己汤、木防己去石膏加茯苓芒硝汤，即为此而设。

消渴小便利淋病脉证并治第十三

　　本篇论述消渴、小便利和淋病。由于这些疾病大都涉及口渴和小便的变化，而且主要病变亦在于肾与膀胱，所以合为一篇讨论。

　　消渴之病，以"口渴引饮"为主要证候。从证候病理的变化，又可分为上、中、下消，因此又称为"三消"，即《黄帝内经》所说"心移热于肺，传为膈消"（上消）、"瘅成为消中"（中消）、"肾热病苦渴，数饮身热"（下消）的病变。

　　小便利，实是一个证候，可以出现于很多疾病。从篇中内容来看，除与消渴并见的肾气丸证外，未见其他文论述。

　　淋病是小便淋沥不通利，主要证候为"少腹弦急"。从证候和病理的变化上，篇中论及数个方证治疗。

　　以上三种疾病，除消渴的治疗有其特殊性外，小便利与淋病，很多方可以互相通用，因此二者之间，又有可分而不可分之处。

　　本篇虽论及三病，但内容不多，而且有些是有论无方，有方无证，所以前人疑有脱简。读者须掌握其主要精神，才能从中得到启发。

一、厥阴之为病，消渴，气上冲心，心中疼热，饥而不欲食，食即吐蛔，下之不肯止。

按：本条亦见于《伤寒论·厥阴篇》。《李今庸金匮要略讲稿》云：论述厥阴消渴症状和治禁。厥阴有病，影响少阳，厥阴少阳同病，火逆冲于肺胃，阴液被灼，从而出现消渴，心中疼热，饥不欲食；木郁生虫，虫闻食臭则出，所以食则吐蛔。本条所论实为蛔虫消渴证。

二、寸口脉浮而迟，浮即为虚，迟即为劳；虚则卫气不足，劳则营气竭。

跌阳脉浮而数，浮即为气，数即消谷而大坚；气盛则溲数，溲数即坚，坚数相搏，即为消渴。

【校勘】

"而大"之下，《医宗金鉴》云当有"便"字。

释　义　本条论述消渴的病机。引起消渴的病因很多，这里仅从营卫虚竭和胃气热盛两个方面探讨它的病理机转。

寸口脉候心肺，心主血属营，肺主气属卫。今浮迟并见，浮为阳虚气浮，卫气不足之象；迟为血脉不充，营气虚少之征。本段文似未完，疑有脱简，大意是说消渴属于虚劳一类疾患。

跌阳以候胃，今脉浮而数，则为胃气热盛。热能杀谷，又能耗津，故消谷而大便坚硬。气有余便是火，水为火迫，故小便频数。溲数则津液偏渗，肠道失濡，大便因而坚硬。胃热便坚，气盛溲数，故病消渴。又，这段论述，后世称为中消证。

本条两见浮脉，但前者为脉浮而弱，即浮而无力；后者为脉浮而数，即浮而有力，并且见数。前者为气不足，后者为气有余。一虚一实，应加分别。

三、男子消渴，小便反多，以饮一斗，小便一斗，肾气丸主之。方见上。

释　义　本条论述下消的证治。消渴而小便反多，是因肾虚阳气衰微，既不能蒸腾津液以上润，又不能化气以摄水，所以饮一斗，小便亦一斗，是为下消。治宜补肾之虚，温养其阳，恢复其蒸津化气之功，则消渴自可缓解。

下消一病，不仅见于男子，女子亦有，故不可拘泥于"男子"二字。

按：本条是为消渴与小便利二病并见而设。

四、脉浮，小便不利，微热消渴者，宜利小便发汗，五苓散主之。方见上。

五、渴欲饮水，水入则吐者，名曰水逆，五苓散主之。

按：以上二条，均见于《伤寒论·太阳篇》，虽皆有消渴饮水之证，但属于伤寒太阳病膀胱气化不行，非杂病中的消渴病，不能混淆，故不释。

又，五苓散以利小便为主要作用。其证亦以膀胱气化不行，小便不利为主。上二条可能是为小便不利之病而设。

六、渴欲饮水不止者，文蛤散主之。

文蛤散方：

文蛤五两

上一味，杵为散，以沸汤五合，和服方寸匕。

按： 本条亦见于《伤寒论·太阳篇》。文蛤散一方，原治伤寒太阳病，用冷水潠灌，其热被劫不得去，弥更益烦，肉上粟起，意欲饮水之证。

《李今庸金匮要略讲稿》云："文蛤散性寒味咸，滋水润燥以导心火下行，交通于肾，而达到心肾相交，水火既济，其渴即已。"

七、淋之为病，小便如粟状①，小腹弦急②，痛引脐中。

【词解】

① 小便如粟状：小便排出粟状之物。

② 弦急：即拘急。

释 义 淋病有石淋、血淋、膏淋、气淋、劳淋五淋之分。本条言小便如粟状，就是石淋。由于膀胱热盛，尿液为热所灼，结成固体物质，形如粟状，梗阻于中，以致热郁气滞，小便涩而难出，所以小腹拘急，痛引脐中。

八、趺阳脉数，胃中有热，即消谷引食，大便必坚，小便即数。

按： 本条与第二条下半段略同，可以合参，不再赘释。

九、淋家不可发汗，发汗则必便血。

释　义　淋病多因膀胱蓄热，阴液常苦不足，若再用阳药发汗，则必劫伤营分，迫血妄行，引起尿血。

十、小便不利者，有水气，其人苦渴，栝蒌瞿麦丸主之。

栝蒌瞿麦丸方：

栝蒌根二两　茯苓　薯蓣各三两　附子一枚（炮）　瞿麦一两

上五味，末之，炼蜜丸梧子大，饮服三丸，日三服；不知，增至七八丸，以小便利、腹中温为知。

释　义　本条论述小便不利、下寒上燥的证治。肾主水而司气化，假如肾气不化，则小便不利，小便不利，则水气内停；气不化水，则津不上承，津不上承，故其人苦渴。治宜化气、利水、润燥，三者兼顾，可用栝蒌瞿麦丸。方中栝蒌、薯蓣生津润燥，以治其渴；瞿麦、茯苓渗泄行水，以利小便；炮附一味，能温阳化气，使津液上蒸，水气下行，盖亦肾气丸之变制。然必其人脉沉无热，用之始为恰当。

方后云"腹中温为知"，这是里阳不足的反证。从而可知炮附一味，当为方中主药。

十一、小便不利，蒲灰散主之；滑石白鱼散、茯苓戎盐汤并主之。

蒲灰散方：

蒲灰七分　滑石三分

上二味，杵为散，饮服方寸匕，日三服。

滑石白鱼散方：

滑石二分　乱发一分（烧）　白鱼二分

上三味，杵为散，饮服方寸匕，日三服。

茯苓戎盐汤方：

茯苓半斤　白术二两　戎盐弹丸大一枚

上三味，先将茯苓、白术煎成，入戎盐再煎，分温三服。

释　义　小便不利的成因很多，见证亦各有异。上述三方，主证相同，但病情兼证是不同的。如蒲灰散方，化瘀利窍泄热，主治小便不利，茎中疼痛，小腹急痛者（《千金》云"蒲灰"应作"蒲黄"）。滑石白鱼散与上方同法，主治口渴，小便不利，小腹胀痛，或有血尿者。茯苓戎盐汤益肾健脾渗湿，主治腹胀满，小便不利，尿后余沥不尽者。

十二、渴欲饮水，口干舌燥者，白虎加人参汤主之。

方见中暍篇中。

释　义　消渴病人必渴欲饮水，若饮水而仍然口干舌燥，是肺胃热盛伤津之候，亦即上消之证。治以白虎加人参汤，清热生津止渴。

十三、脉浮发热，渴欲饮水，小便不利，猪苓汤主之。

猪苓汤方：

猪苓（去皮）　茯苓　阿胶　滑石　泽泻各一两

上五味，以水四升，先煮四味，取二升，去滓，内胶烊消，温服七合，日三服。

释义　本条亦见于《伤寒论·阳明篇》。脉浮发热，渴欲饮水，小便不利者，是水热互结，气不化津之候，故用猪苓汤利水滋阴，水去则热无所附，津复则口渴亦止。

本条与五苓散证见证相类，而病机各别。五苓散证病在太阳膀胱气化不行，小便不利，水停而津不升，渴欲饮水而又水入则吐，治疗当以通阳化气为主，故须用桂枝。猪苓汤证病在肺热津伤，故见口渴；肺既受伤，不能通调水道，因而小便不利，治疗当以滋阴清热为主，故用阿胶、滑石。虽同见脉浮发热，而一属太阳主表，一应肺主皮毛，其病机亦自不同。

结　语

消渴及小便利的病因病机，这里提出了胃热、肾虚及肺胃津伤等几个方面，都为临床所常见。至于治疗，肾气丸补肾温阳，主治下消；白虎加人参汤清热生津，主治上消；其他有论无方，但后世有很多发展。

小便利与消渴并见者，用肾气丸滋阴助阳，化生肾气。

淋病之小便淋沥不通，由于气化不行者，用五苓散；由于水热互结者，用猪苓汤。两方的区别，主要在于辛温化气与清热滋阴的配伍不同。

由于肾阳不足，下有水气，下寒上燥者，用栝蒌瞿麦丸，滋燥利水温阳三者兼顾，前人认为是肾气丸的变法。假如由于瘀血挟热者，可用蒲灰散或滑石白鱼散，化瘀利窍泄热；脾肾两虚而挟湿者，可用茯苓戎盐汤，益肾健脾渗湿。本篇学习，可参阅《李今庸金匮要略讲稿·消渴小便利淋病脉证并治》及李今庸《古医书研究·〈金匮要略〉考义》"消渴小便利淋病脉证并治"。

水气病脉证并治第十四

本篇论述水气病的病机、辨证及治疗。水气病相当于现在的水肿病。本篇根据患者所表现的脉证，将水肿病分为风水、皮水、正水、石水、黄汗五种类型。其形成之机理，主要是肺、脾、肾三藏的功能失调，而与三焦、膀胱亦有不可分割的关系。在治疗措施上，不仅提出了治水肿病的三大原则，发汗、利小便、逐水，而且叙述了在各种不同情况下所应用的具体方药。

一、师曰：病有风水、有皮水、有正水、有石水、有黄汗。风水其脉自浮，外证骨节疼痛，恶风；皮水其脉亦浮，外证胕肿，按之没指，不恶风，其腹如鼓，不渴，当发其汗。正水其脉沉迟，外证自喘；石水其脉自沉，外证腹满不喘。黄汗其脉沉迟，身发热，胸满，四肢头面肿，久不愈，必致痈脓。

释　义　本条总论水肿病五种类型的脉证，并提出风水及皮水的治疗原则。最后，论述黄汗病的脉证和转归。

　　水肿病的形成，与脾、肺、肾三藏的关系最为密切。脾阳虚，则不能运化水湿，也不能克制肾水；肺气虚或肺气不宣，则不能通调水道，下输膀胱；肾主五液而施气化，肾阳虚不能化气，则水气不行。三藏之中，尤以肾为最重要，因肾又为胃之关，关门不利，即聚水而成本病。

　　风水与肺的关系较密切，因肺主皮毛，风邪侵袭于表，故脉浮、恶风；湿流关节而骨节疼痛；风邪犯肺，肺气不宣，不能通调水道，水湿遂潴留于胸颈以上，故头面浮肿。皮水与脾、肺的关系较密切，由于脾阳虚而运化不良，致水湿阻滞脾络，故腹满如鼓状；水停于下肢，则踝部浮肿，按之没指；水行皮中，脉亦可见浮；不兼风邪，故不恶风。皮水患者水行皮中，因皮与肺相合，故治疗亦宜从汗解，所以说"当发其汗"。正水、石水与肾的关系最为密切，正水是因肾阳不足，水气停蓄，故脉象沉迟；石水则系阴寒凝结下焦，故脉自沉。二者除腹满为共有之症状外，正水有喘，石水无喘。正水水随足少阴肾脉上冲于肺，影响肺气之下降功能，故有喘；石水因水气结于少腹，故少腹硬满如石状而不喘，《素问·阴阳别论篇》所谓"阴阳结斜，多阴少阳，曰石水，少腹肿"，即指此病。黄汗与脾虚有关，由于水湿内郁，营血受病，故脉沉迟；脾虚，湿不运化，上犯于肺，使肺气不畅，故胸满；卫郁而营中有热，水湿潴留于肌肤，所以身热，四肢头面肿。从以上黄汗病的脉证看，当为水肿病无疑，但因全身有出黄汗的特征，故称为黄汗。此病若日久不愈，营血郁热更盛，致腐败气血，化而为脓，故亦可发生痈肿。

二、脉浮而洪，浮则为风，洪则为气，风气相搏，风强则为隐疹①，身体为痒，痒为泄风，久为痂癞②；气强则为水，难以俛③仰。风气相击，身体洪肿，汗出乃愈。恶风则虚，此为风水；不恶风者，小便通利，上焦有寒，其口多涎，此为黄汗。

【词解】

① 隐疹：即瘾疹，指皮肤上的小丘疹。

② 痂癞：指疥疮类的皮肤病，因搔抓而结痂。

③ 俛：同"俯"。

释 义　本条论述风水病产生的机理。脉浮为风，指外感风邪病毒；脉洪为气实，指病人素有郁热。病之初期，以外感风邪致病为主，风邪胜则皮肤上出现瘾疹，身体为痒，称为"泄风"。瘾疹因痒而搔抓不已，日久即成"痂癞"之疾。同时，病变深入发展，致一身之气郁而不行，这时病变主要以气之失调为主。气受邪郁，不能化水，故聚水而成本病，出现身体浮肿、难以俯仰等症状。由于本病之形成主要与"风"与"气"有关，所以说"风气相击"。发汗可以去水，又可以散风，故汗出乃愈。伤于风者往往卫虚而恶风，故恶风亦为本病的见症之一，并可借此与黄汗病相鉴别。黄汗也可见全身浮肿、皮肤出现痈脓等症，但有小便通利、不恶风、口多涎等症，可与风水区别。

三、寸口脉沉滑者，中有水气，面目肿大，有热，名曰风水。视人之目窠上微拥^①，如蚕新卧起状，其颈脉^②动，时时咳，按其手足上，陷而不起者，风水。

【校勘】

《脉经·卷八》无"蚕"字。

【词解】

① 目窠上微拥：是说两眼胞微肿。

② 颈脉：指足阳明人迎脉，在结喉两旁。

释　义　本条承上条进一步说明风水的脉证。风水之脉应浮，如果寸口部的脉见沉滑，为水气相结之征，这说明风水病已有增剧的趋势；水湿滞留于胸颈以上，卫气被郁，故出现面目肿大，发热；水渍入肺，肺气不宣，故时时咳嗽；望诊时，病人眼胞微肿，如刚睡起的状态；按其手足的肿处，凹陷而不起；水湿犯于肺胃，故颈脉跳动显明。这些都是风水深入发展的症状。

四、太阳病，脉浮两紧，法当骨节疼痛，反不疼，身体反重而痠，其人不渴，汗出则愈，此为风水，恶寒者，此为极虚发汗得之。

渴而不恶寒者，此为皮水。

身肿而冷，状如周痹，胸中窒，不能食，反聚痛，暮躁不得眠，此为黄汗。

痛在骨节，咳而喘，不渴者，此为脾胀，其状如肿，发汗则愈。

然诸病此者，渴而下利，小便数者，皆不可发汗。

【校勘】

"脾胀"的"脾"字，注家多谓系"肺"字之讹。

释　义　本条再论水肿病的辨证及治疗原则。太阳伤寒病，由感受风寒邪气所引起，脉象应为浮紧，骨节也必然疼痛；如果身体反重而疼，不疼痛，口亦不渴，则虽见浮紧之脉，不得认为伤寒，这是由于内有水湿，潴留于肌肤之间，而为风水，用发汗的方法治疗，即可痊愈。水肿病本为阳气不足，如果发汗不得法，又会损伤阳气，使人体更虚，反会出现恶寒症状，所以说"恶寒者，此为极虚发汗得之"。《伤寒论》"发汗病不解，反恶寒者，虚故也，芍药甘草附子汤主之"，可为例证。

肺主皮毛，水湿潴留于皮肤之中，影响肺不能输布津液，故口渴；因无外邪，故不恶寒。这是皮水的症状。

身体浮肿而两胫自冷，状如周痹的疼痛随经脉上下游走；寒湿阻郁肺中的阳气，肺气不能宣畅而发生胸中窒塞；胃中寒冷而不能进食，寒气反聚于胸膈以上而作痛；至傍晚时，阳气更难舒展，故发生暮躁不得睡眠。就是黄汗病。

咳而喘，不渴，是水气在肺的症状，就是肺胀病。因寒水内闭肺气，故咳而面现浮肿，与风水相似，发汗治疗即愈。骨节痛，是寒邪在表，筋脉收引之故；肺合皮毛，汗孔不开，肺气内闭，自然会发生咳喘。

但是，应当注意，诸病中若有渴而下利、小便数的症状出现，表明体内津液已伤，如再用汗法，有导致津液枯竭的危险，故云"皆不可发汗。"

五、里水者，一身面目黄肿，其脉沉，小便不利，故令病水。假如小便自利，此亡津液，故令渴也。越婢加术汤主之。<small>方见风。</small>

【校勘】

里水，应作"皮水"。《脉经》注："一云皮水。"可知里水即为皮水。

黄肿，《脉经》"黄"作"洪"。

释　义　本条说明皮水的证治。由于脾虚不能运化水湿，肺气不宣，不能通调水道，下输膀胱，因此，全身及面目肿大、脉沉、小便不利。肺主皮毛，水湿既不能从皮毛而外泄，又不能下行从小便而排出，结果郁于脾胃而化热，所以用越婢汤发汗行水，兼清内热，加白术以除肌表之湿。如小便自利而渴，表示津液有伤，不宜再用此方治疗。

六、跌阳脉当伏，今反紧，本自有寒，疝瘕，腹中痛，医反下之，下之即胸满短气。

七、跌阳脉当伏，今反数，本自有热，消谷，小便数，今反不利，此欲作水。

释　义　此二条承上文，又从跌阳脉的转变及症状，预测水肿病发生的可能性。跌阳脉是胃脉，因为脉道在足背二骨之间，所以当伏。今趺阳脉反紧，紧脉主寒，是腹中有寒疾，如疝、瘕、腹中痛等。寒病按理当用温法治疗，若用苦寒攻下之剂，重伤阳气，肺气因寒而不宣畅，即可发生胸满、短气等症状。趺阳脉反数，数脉主热，是脾胃有郁热的缘故，有热应有消谷和小便数的症状，今小便反不利，可知水与热互结而不行，可能要发生水肿病。

八、寸口脉浮而迟，浮脉则热，迟脉则潜，热潜相搏，名曰沉。趺阳脉浮而数，浮脉即热，数脉即止，热止相搏，名曰伏。沉伏相搏，名曰水。沉则脉络虚，伏则小便难，虚难相搏，水走皮肤，即为水矣。

【校勘】

搏，《脉经卷八》《金匮悬解》《金匮论注》均作"抟"。

释　义　本条主要说明水肿形成的机理。寸口为阳位，浮脉属阳，热为阳邪，故寸口脉浮则为热；迟脉属阴，阴主潜藏，故寸口脉迟则为潜。潜与热相互搏结，则热内伏而不外达，故曰沉。沉是解说病理，不是指沉脉的沉。趺阳为胃脉，趺阳脉浮而数，是热伏止于下，留于内而不行于外，所以说"热止相搏，名曰伏"。伏是沉伏的意思，不是指伏脉的伏。热留于内与水气相搏，则水每因之而停留。同时又因热留于内，则气不外行，而络脉空虚；热止于中，则阳气不化而小便难。水不能循常道而运行，则浸淫于皮肤肌肉之间，就成为水肿病了。

《李今庸金匮要略讲稿》云：本条"寸口脉浮而迟"之"迟"、"趺阳脉浮而数"之"数"二字义皆训为"小"。参见李今庸《古医书研究·〈金匮要略〉考义二十四则》之"寸口脉浮而迟，趺阳脉浮而数"。

九、寸口脉弦而紧，弦则卫气不行，即恶寒，水不沾流，走于肠间。

少阴紧而沉，紧则为痛，沉则为水，小便即难。

释　义　以上两段再从脉证上说明水肿病的病机。寸口主肺，卫气通于肺。寸口脉弦而紧，是寒气外束，卫阳被郁，故恶寒；肺气不利，不能通调水道，下输膀胱，所以来自水谷之津液，不能随气运行，而潴留于肠间。

少阴主肾，紧脉主寒主痛，沉脉主里主水，少阴脉沉而紧，是肾阳不足，寒从内生；阳气不能随三焦敷布于周身，因而骨节或身体疼痛；肾阳不足，不能化气，所以小便难。

十、脉得诸沉，当责有水，身体肿重。水病脉出^①者，死。

【词解】

① 脉出：指脉暴出而无根，上有而下绝无。

释　义　本条说明水肿病的共同脉象和预后。因为皮肤中有水，脉络被压，营卫被阻，所以水肿病人脉象多沉，这是自然之理，所以说"脉得诸沉，当责有水"。然而阴寒内盛之证，其脉亦多沉，所以沉脉不一定是水肿病，必须根据其他症状而下诊断，因此，在"脉得诸沉，当责有水"之后，又提出"身体肿重"一句。脉浮与脉出不同，浮是上盛下弱，出是脉象盛大无根，轻按有脉，

水气病脉证并治第十四

重按则散，是真气涣散于外的现象。水病人一般脉沉，若突然出现浮而无根的脉象，与证不符，表示预后不良。

十一、夫水病人，目下有卧蚕，面目鲜泽，脉伏，其人消渴，病水腹大，小便不利，其脉沉绝者，有水，可下之。

释　义　本条指出水肿病可用下法治疗的脉证。凡水肿病人，脾胃为水湿所侵害，目下为胃脉所过，为脾所主，水湿潴留，就会出现眼胞浮肿，状如卧蚕的症状；皮中水多，肤色光亮，故面目鲜泽；水肿病脉多沉，沉甚则为伏脉，表示水肿增加；阳气不能化生津液，所以消渴；消渴必多饮，多饮则水积愈多，溢于腹内，则腹随之增大；阳气不能化水，故小便不利。其脉沉绝，是指脉象沉伏不出，水势太盛的征象。水肿病人，腹大，小便不利，脉沉欲绝，如正气尚未衰者，就当采用逐水攻下的方法急治。

水肿病人，一般宜先采用发汗或利小便的方法治疗。若用之无效，往往可采用逐水攻下法，常得显效，但应该辨清脉证而使用。

十二、问曰：病下利①后，渴饮水，小便不利，腹满因肿者，何也？答曰：此法当病水，若小便自利及汗出者，自当愈。

【词解】

①　下利：包括泄泻、痢疾。

释　义　患泄泻、痢疾之后，出现渴欲饮水，小便不利，腹满而肿大的症状，这是由于下利日久，脾肾阳虚，气不化水的缘故。出现这些症状时，应当考虑有发生水肿病的可能。假如小便通利，体表也有汗，说明阳气未虚，或已恢复，水湿既可从小便排出，又可从汗孔外泄，水肿自易消退，所以说"自当愈"。

十三、心水者，其身重而少气，不得卧，烦而躁，其人阴肿。

【校勘】

身重，《千金》作"身肿"。

躁，疑为"悸"字之误。

释　义　从本条起连续五条，讨论五藏水肿的症状。本条叙述心有病而引起水肿的症状，计有：身肿、短气、心烦、心悸、不能平卧、前阴水肿等。由于心阳虚而水气盛，所以产生身肿而少气；水气凌心，故心烦、心悸、不能平卧；前阴为肝肾经脉所过，肾脉出肺络心，心阳虚不能下交于肾，则肾水不得制约，溢于前阴，故肿。

十四、肝水者，其腹大，不能自转侧，胁下腹痛，时时津液微生，小便续通。

释　义　本条叙述肝有病而引起水肿的症状，计有：腹部胀大，不能转侧，胁下腹痛，小便有时不利，有时续利等。由于水气凌肝，肝气郁结，肝脉抵少腹而布胁肋，肝气通于腹，故胁下腹痛；肝的疏泄功能紊乱，故小便时通时不通；肝病极易乘脾，脾受肝之侵犯而不能运化水湿，所以腹部胀大，不能自转侧。

十五、肺水者，其身肿，小便难，时时鸭溏。

释　义　本条叙述肺有病而引起水肿的症状，计有：身体浮肿，小便困难，大便如鸭溏状等。由于肺气不行，不能通调水道，下输膀胱，故身体浮肿，小便困难；肺与大肠相表里，肺气不行则大肠的传化作用失调，故大便时粪与水混杂而下。

十六、脾水者，其腹大，四肢苦重，津液不生，但苦少气，小便难。

释　义　本条叙述脾有病而引起水肿的症状，计有：腹部胀大，四肢沉重，少气，小便困难等。脾阳虚而不能运化水湿，故腹部胀大；脾主四肢，四肢为诸阳之本，脾阳虚而不能达于四肢，所以四肢沉重；津液为水谷之精微，皆由脾胃所生，脾阳虚，故津液不生而少气；脾虚不能散津于肺，肺亦不能输津液于膀胱，所以小便困难。

十七、肾水者，其腹大，脐肿腰痛，不得溺，阴下湿如牛鼻上汗，其足逆冷，面反瘦。

释　义　本条叙述肾有病而引起水肿的症状，计有：腹部胀大，脐肿腰痛，不得小便，前阴部湿润如牛鼻上汗，两足逆冷，面部反见消瘦等。由于肾阳虚而不能为胃司"关门"之作用，故水聚而腹大脐肿；腰为肾之府，肾病则腰痛；肾与膀胱相表里，肾阳虚不能化气，所以不得小便；水留于前阴，故湿润如牛鼻之有汗；肾脉起于两足，肾阳虚而不能下达，故足逆冷；五藏以肾为本，肾病则五藏之气血不能营养面部，故面反瘦，此与风水、里水的面目洪肿不同，可作鉴别。

十八、师曰：诸有水者，腰以下肿，当利小便；腰以上肿，当发汗乃愈。

释　义　本条指出水肿病治疗的一般原则。诸有水者，指一切水肿病。凡治水肿病，腰以下肿者，应当用利小便的方法，使潴留于下部的水，从小便排出；腰以上肿者，当用发汗的方法，使潴留于上部的水，从汗液排泄。此即《素问·汤液醪醴论篇》所提出"开鬼门、洁净府"的治法。

这里所提出的为治疗水肿病的一般原则，对临床实践的指导价值甚大，但它并不能代替水肿病治疗的具体方法。因为人体的藏府经络、内外上下，都是密切联系的，同时患水肿病的藏府，也常常互相影响。而且发汗和利小便多只可用于阳证、实证，不能用于阴证、虚证。所以临诊时，应该视其具体情况，灵活应用，方能得显著疗效。例如：腰以下的水肿，利小便的方法有时无效，如能加入一些发汗药或宣通肺气药之后，小便始通，水肿就可迅速消退；腰以上的水肿，本当用发汗的方法治疗，但有时无效，如能兼用利小便之药，往往见效迅速。诸如此类，不再多举。

十九、寸口脉沉而迟，沉则为水，迟则为寒，寒水相搏。趺阳脉伏，水谷不化，脾气衰则鹜溏，胃气衰则身肿。少阳[①]脉卑[②]，少阴脉细，男子则小便不利，女子则经水不通；经为血，血不利则为水，名曰血分。

水气病脉证并治第十四

【词解】

① 少阳：指和髎部位之脉。在上耳角根之前，鬓发之后，即耳门微前上方。

② 脉卑：是说按之沉而弱，表示营血不足。

释　义　本条从寸口、趺阳、少阳、少阴等脉的变化，说明水肿病发生的病机和证情。寸口主肺，寸口脉迟主寒，沉主水。沉而迟的脉象，是阳气被寒水所阻，肺气不宣，以致治节失常而发生水肿。趺阳脉是胃脉，因脾与胃相表里，胃主纳谷，脾主运化，今趺阳脉伏而不起，说明脾胃衰弱。脾胃气衰则水谷不化，大便如鹜溏状，精微不能运化，水湿浸于肌肤而产生水肿。少阳脉主候三焦之气，《素问·灵兰秘典论篇》说："三焦者，决渎之官，水道出焉。"少阳脉沉而弱，表示三焦的决渎功能失常；少阴脉主候肾，少阴脉细，主血少肾虚。故少阳脉卑，少阴脉细，在男子则小便不利，在女子则经水不通，因女子月经与冲脉有关，而冲脉又与肾有联系。《灵枢经·动腧》说："冲脉者，十二经之海也，与少阴之大络，起于肾下。"阳气不足，血寒而凝，故在妇女则经闭。月经的来源是血，经闭后发生水肿病，显然与血有关，故称血分。

二十、师曰：寸口脉沉而数，数则为出，沉则为入，出则为阳实，入则为阴结①。趺阳脉微而弦，微则无胃气，弦则不得息②。少阴脉沉而滑，沉则为在里，滑则为实。沉滑相搏，血结胞门。其瘕不泻，经络不通，名曰血分③。

释　义　引《李今庸金匮要略讲稿》云："本条承上条，再以脉象论述水气病血分的病机，为石水标实之病理过程。

（1）寸口脉沉而数……阴结：沉者为阴气结于里，数者为阳气实于外。其数象是阳脉而主外，荣分郁结发热欲从外泄，然又被水邪抑遏，不能透出而其气壅于阳分，所以说数则为出——出则为阳实；沉象是阴脉而主内，血寒积结留止于胞门之中，胞门在里而为阴，所以说沉则为入——入则为阴结。

（2）趺阳脉微而弦……得息：趺阳为胃脉，胃府居中而属土。由于胃土衰败遂被肝木之气所乘，所以趺阳之脉微而弦。土气衰败，木气过克，胃气几将告竭，所以说微则无胃气。肝气郁结，其血凝滞，致使气息不得调畅，所以说弦则不得息。

（3）少阴脉沉而滑……血分：少阴为肾脉，肾主小腹而其里系胞宫，由于血实瘀积凝结在胞门之中，所以少阴之脉现沉而滑。血结于内而致脉沉，所以说沉则为里。瘀血停留而致脉滑，所以说滑则为实。血瘀积结于胞门，使肝肾俱伤，下焦之阳为阴邪所抑，不能通其阴结，以致其瘕不泻不散，则阻于体内，致使经络不通，血化为水，成为水气病。由于其病为血滞所引起，所以名之曰'血分'。"

二十一、问曰：病有血分水分，何也？师曰：经水前断，后病水，名曰血分，此病难治；先病水，后经水断，名曰水分，此病易治。何以故？去水，其经自下。

【校勘】

本条原本缺，据尤、魏等注本补。

按：此条浅显明白，不需释义。

二十二、问曰：病者苦水，面目身体四肢皆肿，小便不利，脉之，不言水，反言胸中痛，气上冲咽，状如炙肉^①，当微咳喘，审如师言，其脉何类？

师曰：寸口脉沉而紧，沉为水，紧为寒，沉紧相搏，结在关元^②，始时尚微，年盛^③不觉，阳衰^④之后，营卫相干^⑤，阳损阴盛，结寒微动，肾气上冲，喉咽塞噎，胁下急痛。医以为留饮而大下之，气击不去，其病不除。复重吐之，胃家虚烦，咽燥欲饮水，小便不利，水谷不化，面目手足浮肿。又与葶苈丸下水，当时如小差，食饮过度，肿复如前，胸胁苦痛，象若奔豚，其水扬溢，则浮咳喘逆。当先攻击冲气，令止，乃治咳；咳止，其喘自差。先治新病，病当在后。

【词解】

① 状如炙肉：是形容咽中如有物阻塞。

② 关元：任脉穴，在脐下三寸。

③ 年盛：指年壮之时。

④ 阳衰：指女子五七、男子六八之阳明脉衰之时。

⑤ 营卫相干：是说营卫不相和谐。

释　义　本条是举一病案来讨论水肿病形成经过和误治的情

况，用以启发后人，对水肿病应根据辨证，具体分清缓急先后而施治。

寸口脉象沉而紧，是水寒结在下焦的关元部位，病初起尚轻，又当壮年，所以没有什么感觉。年龄较大，阳气渐衰，营卫流行不畅，前所凝结的水寒，乘阳虚随肾气而上冲，就出现咽喉塞噎、胁下急痛等症状。医者误认为留饮，用下法逐水，辨证失当，治疗无效，冲击之气不去，其病未除。又复误认为寒饮而用吐法，则不仅冲气不减，反致胃气虚损，而出现虚烦、咽燥欲饮水等症。更由于阳虚气化失职，而见小便不利、水谷不化、面目手足浮肿。若只就其浮肿而用葶苈丸（方佚）大下其水，虽浮肿暂时减轻，但由于脾胃之虚损未复，饮食一有过度，水谷就不能运化，前证重复发作。若水气上犯于肺，则更进一步出现咳嗽、喘逆等症。正确的治疗方法，应该是先治疗其冲气，冲气止后再治咳，咳止则喘当自瘥，最后才治疗水肿本病。这就是"先治卒病，后治痼疾"之意。

二十三、风水，脉浮身重，汗出恶风者，防己黄芪汤主之。腹痛者加芍药。

防己黄芪汤方：方见湿病中。

释 义 风水脉浮，示病在表；汗出恶风，是卫气虚不能固表；身重为水所引起。故用防己黄芪汤补卫固表，利水除湿。腹痛者加芍药以通血闭，疼痛即止。

二十四、风水恶风，一身悉肿，脉浮而渴，续自汗出，无大热，越婢汤主之。

越婢汤方：

麻黄六两　石膏半斤　生姜三两　甘草二两　大枣十五枚

上五味，以水六升，先煮麻黄，去上沫，内诸药，煮取三升，分温三服。恶风者加附子一枚炮。风水加术四两。

《古今录验》

释　义　风水病人，因水潴留于皮肤经络，故一身悉肿；肺胃有郁热，故口渴而脉浮；热甚则逼汗自出，此与防己黄芪汤的自汗出由于表虚者不同；无大热是指表无大热，由于续自汗出所致，故可用越婢汤治疗。方以麻黄配生姜宣散水湿，配石膏清宣肺胃的郁热而除口渴，甘草、大枣以调和中气。若水湿过盛，再加白术健脾除内湿，与麻黄配用而兼驱表湿；表里同治，以增强消退水肿的作用。恶风者加附子，以汗多阳伤，附子有温经、复阳、止汗之力。

二十五、皮水为病，四肢肿，水气在皮肤中，四肢聂聂动[①]者，防己茯苓汤主之。

防己茯苓汤方：

防己三两　黄芪三两　桂枝三两　茯苓六两　甘草二两

上五味，以水六升，煮取二升，分温三服。

【词解】

① 聂聂动：是形容其动而轻微。

释 义 脾主四肢，脾病则水潴留于四肢皮肤，故皮水病人四肢浮肿；肿则阳气被郁，邪正相争，故肌肉有轻微跳动。用防己茯苓汤，以桂枝、茯苓温阳而利四肢之水，配防己导水下行从小便排出；黄芪、甘草补卫气，健脾气，脾健则可制水。

二十六、里水①，越婢加术汤主之；甘草麻黄汤亦主之。

越婢加术汤方：方见上，于内加白术四两，又见中风中。

甘草麻黄汤方：

甘草二两　麻黄四两

上二味，以水五升，先煮麻黄，去上沫，内甘草，煮取三升，温服一升，重覆汗出，不汗，再服。慎风寒。

【词解】

① 里水：指前第五条所述证象。

释 义 本条说明里水有二种治法：挟里热的用越婢加术汤治疗，文义见第五条；无里热者用麻黄甘草汤治疗，以甘草和中补脾，麻黄宣肺利水。

二十七、水之为病，其脉沉小，属少阴；浮者为风。

水气病脉证并治第十四

189

无水虚胀者，为气。水，发其汗即已，脉沉者宜麻黄附子汤；浮者宜杏子汤。

麻黄附子汤方：

麻黄三两　甘草二两　附子一枚（炮）

上三味，以水七升，先煮麻黄，去上沫，内诸药，煮取二升半，温服八分，日三服。

杏子汤方：方未见。

释　义　本条论述正水与风水的不同治法。水肿病，脉沉小，与少阴肾有关，是属正水；脉浮与肺有关，属风水。两者皆可用发汗的方法治疗。其没有水而虚胀者是"气"，虽有与水病相似之处，但属气病而非水病，就不可用汗法。正水脉沉，宜用麻黄附子汤，温经发汗，兼顾肾阳；风水脉浮，宜用杏子汤，此方未见，疑为麻杏甘石汤或前条甘草麻黄汤再加杏仁，前者适用于风水兼肺内有郁热，后者适用于风水而肺内无郁热。

二十八、厥而皮水者，蒲灰散主之。方见消渴中。

释　义　皮水病人，内有郁热，外有水肿，阳气被阻，不能达于四肢，故手足厥冷。治疗宜蒲灰散，以蒲灰、滑石清湿热，利小便，使水肿消失，阳气得伸，则厥冷自可痊愈。

《李今庸金匮要略讲稿》云："本条叙证简略，除证见四肢厥冷外，蒲灰散亦见前《消渴小便利淋病脉证并治》以治'小便不利'，是其尚有身体浮肿，小便不利和血气瘀滞等症。"

二十九、问曰：黄汗之为病，身体肿——作重，发热汗出而渴，状如风水，汗沾衣，色正黄如柏汁，脉自沉，何从得之？师曰：以汗出入水中浴，水从汗孔入得之，宜芪芍桂酒汤主之。

黄芪芍药桂枝苦酒汤方：

黄芪五两　芍药三两　桂枝三两

上三味，以苦酒一升，水七升，相和，煮取三升，温服一升，当心烦，服至六七日乃解。若心烦不止者，以苦酒阻故也。

释　义　黄汗病与风水相似，但风水脉浮而黄汗脉沉，风水恶风而黄汗不恶风，此其不同之点。其汗沾衣，色正黄如柏汁，为黄汗病的特征。此条提出黄汗病与出汗时洗澡，汗液排泄障碍有关。由于水湿侵犯经脉，阻碍营卫的运行，卫郁而不能行水，滞留于肌肤，故全身水肿；营郁而为热，故发热汗出；气不化津，故口渴。用芪芍桂酒汤治疗，方中桂枝、芍药调和营卫以解郁遏，配苦酒以增强泄营中郁热的作用，黄芪实卫止汗，使营卫调和，气血畅通，则身肿、发热、黄汗等症可愈。

尤在泾对黄汗病证情总的分析，说理明白，特列于后，以作参考："前第二条云：小便通利，上焦有寒，其口多涎，此为黄汗。第四条云：身肿而冷，状如周痹。此云黄汗之病，身体肿，发热，汗出而渴。后又云：剧者不能食，身疼重，小便不利。何前后之不侔也，岂新久微甚之辨欤！夫病邪初受，其未郁为热者，则身冷，小便利，口多涎；其郁久热甚者，则身热而渴，小便不利，亦自然之道也。"

三十、黄汗之病，两胫自冷；假令发热，此属历节。食已汗出，又身常暮卧盗汗出者，此劳气也。若汗出已反发热者，久久其身必甲错；发热不止者，必生恶疮。

若身重，汗出已辄轻者，久久必身𤸷，𤸷即胸中痛，又从腰以上必汗出，下无汗，腰髋弛痛，如有物在皮中状，剧者不能食，身疼重，烦躁，小便不利，此为黄汗，桂枝加黄芪汤主之。

桂枝加黄芪汤方：

桂枝　芍药各三两　甘草二两　生姜三两　大枣十二枚　黄芪二两

上六味，以水八升，煮取三升，温服一升，须臾饮热稀粥一升余，以助药力，温服取微汗；若不汗，更服。

释　义　本条论述黄汗病与历节、"劳气"病的鉴别及其转归和黄汗病的治法。

由于湿性重滞而向下，流入下肢关节后，阳气被郁，不能下达，所以黄汗病身体虽发热而两胫反冷，历节病则两胫热。食后汗出，暮晚盗汗，这是胃气不足，阴虚有热的征象，是虚劳病的症状，与黄汗病的阳郁为热而汗出者不同。因为阳郁为热之汗出，每当出汗后，发热及其他症状即减轻。如果出汗后发热仍不退，可证明这是虚劳而不是黄汗。且日久耗损营血，肌肤失其营养，而状如甲错。若长期发热不退，必致营气不通，正气日衰，一旦外感邪毒，与瘀热相合，还可溃烂肌肤而发生恶疮。身重是湿胜的缘故，但汗出之后，湿随汗出，身重即会消失，身体反觉轻快，这是黄汗病的特征。固然，湿随汗出而身重可以减轻，但汗出耗伤阳气，因而肌肉发生跳动，胸中阳气不足，故亦有痛感。这时，上焦阳虚，故腰以上汗出；下焦湿胜，则腰髋弛痛，如有物在皮中。如病势转剧，内伤于脾，则不能饮食；外伤肌肉，则身体疼痛；伤于心则心烦而躁；伤于膀胱则小便不利。结果，水湿无法排泄，潴留于肌肉而生水肿，这就是黄汗病。用桂枝加黄芪汤治疗，以桂枝汤解肌调和营卫，啜粥出微汗，再加黄芪增强药力，使阳郁得伸，则热可外达，营卫调和，而病自解。

三十一、师曰：寸口脉迟而涩，迟则为寒，涩为血不足。

跌阳脉微而迟，微则为气，迟则为寒。寒气不足，则手足逆冷；手足逆冷，则营卫不利；营卫不利，则腹满肠鸣相逐；气转膀胱，营卫俱劳；阳气不通即身冷，阴气不通即骨疼；阳前通则恶寒，阴前通则痹不仁；阴阳相得，其气乃行，大气①一转，其气乃散；实则失气，虚则遗溺，名曰气分。

【词解】

① 大气：指膻中之宗气。

释义 此条以寸口、趺阳合诊，说明气血不足而兼寒者，可出现手足逆冷、腹满、肠鸣等症状，甚至影响膀胱的功能。阳气不通则身冷，阴气不通则骨疼，也是气血不足所致的结果。"阳前通则恶寒，阴前通则痹不仁"二句，恐有错简，"前"字疑为"不"字之误。

大气即胸中之宗气。"阴阳相得，其气乃行，大气一转，其气乃散"，是由于气分病而致水肿的治疗原则。失气与遗溺分别为气实与气虚之征，水肿病中若见有这些症状，更可说明其病在气。

按： "阳前通"与"阴前通"，文中"前"乃"耑"之错字，"耑"有"止"意而"止"有"不"意。所谓"阳前通""阴前通"者，是谓"阳不通""阴不通"也，是与上文"阳气不通""阴气不通"作变文。参阅李今庸《古医书研究·〈金匮要略〉考义》有关此条。

三十二、气分，心下坚，大如盘，边如旋杯①，水饮所作，桂枝去芍药加麻辛附子汤主之。

桂枝去芍药加麻黄细辛附子汤方：

桂枝三两　生姜三两　甘草二两　大枣十二枚　麻黄　细辛各二两　附子一枚（炮）

上七味，以水七升，煮麻黄，去上沫，内诸药，煮取二升，分温三服，当汗出，如虫行皮中，即愈。

【词解】

① 旋杯：即复杯。

释　义　本条承上条指出气分病的一种治法。心下相当于胃的上脘部分。由于阳虚阴凝，水饮不消，积留于胃中，所以痞结而坚，如盘如杯，用桂枝去芍药加麻辛附子汤治疗。本方诸药能温经通阳，宣散水气。芍药性苦微寒，非本证所宜，故去而不用。

三十三、心下坚，大如盘，边如旋盘，水饮所作，枳术汤主之。

枳术汤方：

枳实七枚　白术二两

上二味，以水五升，煮取三升，分温三服，腹中软即当散也。

释　义　本条是因脾弱气滞，失于输转，致水气痞结于胃部，故心下坚，如盘如杯，可用枳术汤行气散结，健脾利水湿。

附方

《外台》防己黄芪汤：治风水，脉浮为在表，其人或头汗出，表无他病，病者但下重，从腰以上为和，腰以下当肿及阴，难以屈伸。方见风湿中。

结　语

本篇比较详细地论述了水肿病的病机、辨证和治疗。水肿的形成机理主要是脾、肺、肾三藏的功能失调，而与三焦、膀胱也有不可分割的关系。水肿病不论何种原因引起，总牵及这些藏府的机能失调，因为这些藏府在水的代谢上，起着极其重要的作用。

本篇根据水肿病人，在临床上表现的不同脉证和原因，提出了风水、皮水、正水、石水、黄汗等五种水肿病的类型；继又根据水肿病形成的内藏根源，论述了肝水、心水、脾水、肺水、肾水的临床特征。前五种水肿类型与五藏水之间的关系，是同源一流，有密切的内在联系，辨证时应该互参。

关于水肿病的治疗，本篇提出了"腰以下肿，当利小便"、"腰以上肿，当发汗"的两大原则，指导临床实践的价值极大，应该特别注意。此外，又提出了逐水的治疗原则，这个原则适用于水肿病严重，而正气还未大衰，使用发汗、利小便等法无效者，但是这种方法，我们还必须灵活运用，当病人具备了可以逐水的指征，不拘用过或未用过发汗、利小便的方法，都可以使用。总之，治疗水肿病，必须掌握辨证施治的精神，灵活地运用本篇指出的三大原则，才能收到应有的效果。后世治疗水肿病，也都是本着这三个原则的精神进行治疗的。

关于水肿病治疗的具体方法，本篇有如下几种方剂：如风水表虚的，使用防己黄芪汤；有郁热的，使用越婢汤；脉浮的用杏子汤。正水脉沉宜汗的，可用麻黄附子汤。皮水因阳郁而出现四肢水肿，聂聂跳动的，用防己茯苓汤；阳气被阻而手足逆冷的，用蒲灰散。里水因阳郁有热而湿重，见一身面目洪肿等症状的，用越婢加术汤；因肺气不宣而无郁热症状的，用甘草麻黄汤。黄汗病因湿重而有阳郁症状的，用桂枝加黄芪汤；阳郁而营血有热的，用芪芍桂酒汤。此外，在本篇之末还指出，由于阳虚阴凝，呈现心下痞坚症状的，可用桂枝去芍药加麻辛附子汤；脾弱气滞而出现心下痞坚症状的，则用枳术汤治疗。

黄疸病脉证并治第十五

本篇专论黄疸病的因、证、脉、治，并从黄疸病的不同原因和证候，分为谷疸、酒疸、女劳疸三种类型，同时也和他篇一样，除论述黄疸本证外，还涉及有关病证，以与黄疸鉴别，所以本篇的范围也相当广泛。

一、寸口脉浮而缓，浮则为风，缓则为痹。痹非中风，四肢苦烦，脾色必黄，瘀热以行。

释　义　本条主要是从脉象上说明黄疸病的发病机理。脉浮而缓，在伤寒是外感表虚的脉象；在杂病浮则为风，"风"可作"外邪"理解，而缓为湿之征。"痹"有闭的意思，是指脾家蕴有湿热，并非风寒湿杂至之痹证，故插入"痹非中风"一句以示区别。

《伤寒论》说："伤寒脉浮而缓，手足自温者，系在太阴（脾），太阴身当发黄。"伤寒与杂病在发病因素上虽然有所不同，但据此可以理解，脾藏是病湿的渊薮。

脾主四肢、肌肉，脾有湿热，四肢必感疲困；如脾藏所蕴积的湿热溢入血分，行于体表，必然发生黄疸，所以说"脾色必黄，瘀热以行"。

二、趺阳脉紧而数，数则为热，热则消谷①，紧则为寒，食即为满。尺脉浮为伤肾，趺阳脉紧为伤脾。风寒相搏，食谷即眩，谷气不消，胃中苦浊②，浊气下流，小便不通，阴被其寒，热流膀胱，身体尽黄，名曰谷疸。

额上黑，微汗出，手足中热，薄暮即发，膀胱急，小便自利，名曰女劳疸；腹如水状不治。

心中懊恢而热，不能食，时欲吐，名曰酒疸。

【词解】

① 消谷：谓能食善饥。

② 苦浊：指湿热。下"浊气"同。

释　义　本条承上文进一步从脉象上阐明谷疸、酒疸和女劳疸的病理机转。趺阳脉所以候脾胃，紧脉主脾寒，数脉主胃热，胃热故能食善饥，但因脾寒运化不健，必致食后胀满，湿自内生，于是脾湿胃热，蕴蒸而成谷疸。

"尺脉浮为伤肾"是插笔，指出谷疸与女劳疸的不同脉象。风寒相搏，"风寒"泛指病邪，为产生脾胃湿热的根源；因为脾胃有湿热，即使勉强进食，食后反而不舒，湿热上冲则头眩，下流则影响肾藏的气化功能，因而小便不利。"阴被其寒，热流膀胱"二句，"阴"指脾，谓脾寒生湿，挟胃热流入膀胱，而为小便不利。

湿热相搏，小便不利，于是形成黄疸。因为与饮食有关，所以称为谷疸。

女劳疸是由肾劳引起，故尺脉浮。尺浮不是表证，是肾虚热浮的现象。额上黑是肾色外现。微汗出，手足中热，薄暮即发，皆是肾虚有热的表现。至于膀胱急，与虚劳病的里急相同。

女劳疸的特征是额上黑，小便自利。本证原属肾虚，如病至后期，出现腹如水状，是脾肾两败，故称不治。

酒疸是因饮酒过度所致。酒热伤胃，故心中懊侬而热，不能食，时欲吐。病因嗜酒而成，故称酒疸。

三、阳明病，脉迟者，食难用饱，饱则发烦头眩，小便必难，此欲作谷疸。虽下之，腹满如故，所以然者，脉迟故也。

释　义　本条指谷疸寒化的病机。谷疸属于实证，多属胃热，脉当数，今反迟，是太阴（脾）虚寒证。脾气虚寒，不能消化谷食，故难以饱食，饱则气滞不化而为烦闷，浊气上升则头眩，下流膀胱则影响下焦气化功能，故小便难。病既属于虚寒，虽见腹满，也不宜下。下之则损伤中阳，不但腹满如故，且反能促使病情恶化。

本条的辨证关键在于脉迟，同时还应伴有舌淡神疲、色黄晦暗等证，与实热发黄之黄而鲜明、心烦、口渴、脉数、溲赤者不同。

本证或因体质虚寒，或由误治转归，但在未下前已有腹满症状，这是太阴（脾）寒湿的腹满，与阳明（胃）湿热的腹满有别。在《伤寒论》亦有太阴误下，必致胸下结鞕之文。同时本条的脉迟，亦应与大承气汤证的脉迟相鉴别。本证当用温法，如理中、四逆等方，并可加茵陈。后世阴黄治法，可资参考。

四、夫病酒黄疸，必小便不利，其候心中热，足下热，是其证也。

五、酒黄疸者，或无热，靖言了了①，腹满欲吐，鼻燥；其脉浮者先吐之，沉弦者先下之。

六、酒疸，心中热，欲吐者，吐之愈。

【词解】

① 靖言了了：语言不乱，神情安静。

释　义　以上三条是对酒疸症状进一步补充，同时又指出酒疸的治疗原则。酒疸因嗜酒过度，湿热内积而成。小便不利，则湿热无由排泄，因而发黄。心中热，足下热，都是内热的反映，也是酒疸的必具症状。从必小便不利着想，可知小便利则湿热可由小便排出，不致成为酒疸。《伤寒论》说："若小便自利者，不能发黄。"本篇下文也说："诸病黄家，但当利其小便。"

靖言了了，是由于无热，即无上条心中热的症状。腹满是湿热内蕴胃肠，上冲则鼻燥、欲吐。从治法上来说，欲吐者当用吐法，腹满者当用下法。今病者既腹满而又欲吐，是成为又可吐又可下的局面，这样，就不能不取决于脉象。因为人体的表里上下是有一定联系的，脉浮是病近于上，可先用吐法；脉沉是病近于里，可先用下法。这是从脉象上来阐述病机，目的在于指示治病用药，不能违反正气抗邪的自然趋势。但如仅从脉象来决定治法，尚嫌不够全面，应结合全身症状，分清标本缓急，然后施治，才能达到预期的效果。

上面说过，酒疸是湿热内蕴于胃所致，欲吐是病势趋向于上。欲吐者吐之，是顺应病势的一种疗法，即所谓"因势利导"。通过呕吐，病邪从上排出，故曰"吐之愈"。以上三条可以综合研究。

七、酒疸下之，久久为黑疸，目青面黑，心中如啖蒜齑状①，大便正黑，皮肤爪之不仁②，其脉浮弱，虽黑微黄，故知之。

【词解】

① 心中如啖蒜齑状：胃中有灼热感，即心中懊侬之证。

② 爪之不仁：搔抓皮肤，没有感觉。

释义 本条指出酒疸误治可以转变为黑疸。如酒疸不当下而用下法，必然损伤正气，延长病程，就会变成黑疸。目青面黑，肌肤麻痹，大便色黑，皆为血瘀之征。其脉浮弱，为热浮于上而阴不足。此证虽经误下而转为黑疸，但过去的心中懊侬症状仍然存在，面部虽黑而犹带黄色，可知是由酒疸转变而来。其实凡黄疸经久，皆有转变为黑疸的可能，又不仅酒疸误治如此。

八、师曰：病黄疸，发热烦喘，胸满口燥者，以病发时火劫其汗①，两热所得②。然黄家所得，从湿得之。一身尽发热而黄，肚热③，热在里，当下之。

【词解】

① 火劫其汗：谓用艾灸、温针或熏法，强迫出汗。

② 两热所得：谓火与热相互搏结。

③ 肚热：谓腹中热。

释　义　本条指出因火劫发黄所表现的证候及治法。本条病证在初期虽然发热，但与一般感冒不同，而是里证发热，应该清解。如误用火劫发汗，在里之热不得外解，反而增剧，故曰"两热相得"。瘀热在里，可发黄疸。至于心烦气喘、胸满口燥等证，皆出现于火劫之后。一身尽发热，意味着热度很高，毫无恶寒现象。这是腹中有热，所以当用下法。

"然黄家所得"两句，是插笔，说明黄疸病多得之于湿，惟本条病证则为以热为主的黄疸，由于热在里，所以当用下法。

九、脉沉，渴欲饮水，小便不利者，皆发黄。

十、腹满，舌痿黄①，躁不得睡，属黄家。舌痿疑作身痿。

【词解】

① 痿黄：即萎黄，谓身黄而不润泽。

释　义　以上两条指出湿热发黄与寒湿发黄的不同证候。脉沉主病在里，亦为湿热郁滞的反映。热郁于里，故口渴欲饮水；饮而小便不利，则湿热无由排泄，因而发生黄疸。

腹满是太阴（脾）寒湿证，是脾不运化所致。这里的腹满，是腹满而按之软，与实热腹满拒按者不同。躁不得睡，是湿郁于中，胃不和则卧不安。腹满而又黄色晦暗，是属于阴黄，所以说"属黄家"。

后世医家对黄疸病的辨证方法，有了进一步的发展，将黄疸病过程中所表现的不同症状，概括为阴黄和阳黄，两者的区别是：

阳黄：心烦口渴，舌苔黄，小便短赤，脉数，黄色鲜明。

阴黄：口不渴，手足冷，舌苔淡白，脉象沉迟，黄色晦暗。

十一、黄疸之病，当以十八日为期，治之十日以上瘥，反剧为难治。

十二、疸而渴者，其疸难治；疸而不渴者，其疸可治。发于阴部，其人必呕；阳部，其人振寒而发热也。

释　义　以上两条是对黄疸病预后情况的判断。第十一条的主要精神在于指出对待疾病应争取早期治疗。因为病情的发展，是以正气为转移的，正气的盛衰对疾病的预后起着决定性的作用。因此，有些疾病经过治疗，到一定时期，往往正胜邪却而告痊愈。如黄疸病当以十八日为期。亦有对证用药，至十日以上不差而反剧的，这是正不胜邪的现象，属于难治之证。

第十二条黄疸口渴，是湿热相持的现象，同时也意味着邪重热盛，病势方张，故治疗比较困难；口不渴是说明邪浅热轻，正已胜邪，故易治。阴部指里，病在里，可能会出现呕证；阳部指表，病在表，可能出现振寒发热。

以上两条均为推断预后的约略之辞，还应根据病人全身症状，不可仅据此而决定治疗的难易。

十三、谷疸之为病，寒热不食，食即头眩，心胸不安，久久发黄为谷疸，茵陈蒿汤主之。

茵陈蒿汤方：

茵陈蒿六两　栀子十四枚　大黄二两

上三味，以水一斗，先煮茵陈，减六升，内二味，煮取三升，去滓，分温三服。小便当利，尿如皂角汁状，色正赤。一宿腹减，黄从小便去也。

释义 本条指出谷疸湿热证的治法。说明谷疸在尚未形成之前，已有一段时间的病理过程，最先表现为寒热不食。这里的寒热是湿热相搏，营卫之源壅塞不利所致。它和宿食病的恶寒发热同一病机。因为湿热内留，影响脾胃健运功能，因而食欲减退。食后湿热上冲则头眩，心胸不安。更因小便不利，湿热无由排泄，持续日久，就必然会发生谷疸。

谷疸的症状，第二条中指出：消谷，食即为满，食谷即眩，小便不通。第三条指出：食难用饱，饱则发烦头眩，小便为难，腹满如故。本条又指出：寒热不食，食即头眩，心胸不安。综合看来，可以理解谷疸在不同阶段，其症状也互有出入，但其主要症状则为腹满、头眩、小便不利。发病之因，乃由湿热蕴结所致，故以茵陈蒿汤清泄湿热为主。

茵陈蒿汤用茵陈、栀子清湿热，大黄下积滞，使阳明（胃、肠）之瘀热从大小便排泄，故方后云"尿如皂角汁状"，"黄从小便去也"。

茵陈蒿汤具有清泄湿热的作用，适用于阳明（胃、肠）瘀热的黄疸，在症状上多表现腹满、二便不利、脉象沉实者；如内热重而不实者，可用栀子柏皮汤。

十四、黄家日晡所发热，而反恶寒，此为女劳得之；

膀胱急，少腹满，身尽黄，额上黑，足下热，因作黑疸，其腹胀如水状，大便必黑，时溏，此女劳之病，非水也。腹满者难治。硝石矾石散主之。

硝石矾石散方：

硝石　矾石（烧）等分

上二味，为散，以大麦粥汁和服方寸匕，日三服。病随大小便去，小便正黄，大便正黑，是候也。

释　义　本条论述女劳疸兼有瘀血的证治。黄疸病，大多日晡时发热较重。此证反于日晡时恶寒，同时又有膀胱急、少腹满、身尽黄、额上黑、足下热等证，可知是由肾虚有热所导致的女劳疸。如再兼见大便黑、时溏，是女劳疸夹有瘀血之征，乃女劳疸的变型疾患。虽然腹胀如水状，但与水肿病无关。应该用硝石矾石散除湿去瘀。如病发展至后期，出现腹满的，是脾肾两败，预后不良。

据《本草纲目》，方中硝石即火硝，味苦咸，入血分以消坚；矾石入血分以胜湿。两药同用，有消瘀逐湿之效。用大麦粥汁和服，以消除两药的副作用，并能和胃宽胸。又，近代医家认为方中的矾石可用皂矾；并谓本方不但能治女劳疸，且可治其他内伤诸黄，此说可供临床参考。

女劳疸本证治法，据文献记载，多以补肾为主，如偏于肾阴虚者，可用六味地黄丸；偏于肾阳虚者，可用八味肾气丸。又《圣惠方》中有鹿茸散（鹿茸、熟地、萸肉、五味、黄芪、牡蛎），亦可对证采用。

十五、酒黄疸，心中懊侬或热痛，栀子大黄汤主之。

栀子大黄汤方：

栀子十四枚　大黄一两　枳实五枚　豉一升

上四味，以水六升，煮取二升，分温三服。

释义　心中懊侬，是酒疸必具的症状；热痛即心中懊侬进一步加重的结果，是里（胃）热太重所致，故用栀子大黄汤清除实热。

方中栀子、豆豉清胃中之郁热，大黄、枳实除胃肠之积滞。酒疸或其他黄疸之偏于热胜者，可用此方。

栀子大黄汤作用在于清除实热，与茵陈蒿汤作用相类似，但同中有异。茵陈蒿汤用大黄二两；栀子大黄汤用大黄一两，而且又有枳实、豆豉。可知栀子大黄汤利湿通便的作用，不如茵陈蒿汤；但和胃除烦的作用，则优于茵陈蒿汤。在证候方面，茵陈蒿汤证以腹满较为显著，病的重点在腹部（肠）；栀子大黄汤证以心中懊侬较为显著，病的重点在心下（胃）。这是两者不同之点。

十六、诸病黄家，但利其小便；假令脉浮，当以汗解之，宜桂枝加黄芪汤主之。方见水气病中。

释义　利小便以排除病邪，是黄疸的正治法，所以说"诸病黄家，但利其小便"。可是也有例外的。假使黄疸初起，有恶寒发热、脉浮自汗的表证，审其非内热影响者，仍当汗解，宜用桂枝汤调和营卫以解表，加黄芪扶正托邪。但这仅是举例而言，而且本方只适用于黄疸表虚而内热不重之候；如表实无汗而内热又重者，又宜仿《外台》许仁则疗急黄麻黄等五味汤（麻黄、葛根、石膏、茵陈、生姜）之例，"发汗以泄黄势"。

十七、诸黄，猪膏发煎主之。

猪膏发煎方：

猪膏半斤　乱发如鸡子大三枚

上二味，和膏中煎之，发消药成，分再服。病从小便出。

释　义　本条是由于胃肠燥结而引起的萎黄证，未必因湿而起，故用猪膏发煎治疗。

本方用猪膏润燥，乱发消瘀，主要作用是润燥通便，促使肠胃功能恢复，则萎黄自退。据《千金》《外台》记载，本证应有少腹急满、大便秘结等症。

十八、黄疸病，茵陈五苓散主之。一本云茵陈汤及五苓散并主之。

茵陈五苓散方：

茵陈蒿末十分　五苓散五分　方见痰饮中。

上二物和，先食饮方寸匕，日三服。

释　义　茵陈五苓散即五苓散加茵陈。五苓散主要作用为利水去湿，茵陈能清热利湿，可知本条是指湿重而内热不甚的黄疸。

十九、黄疸腹满，小便不利而赤，自汗出，此为表和里实，当下之，宜大黄硝石汤。

大黄硝石汤方：

大黄　黄柏　硝石各四两　栀子十五枚

上四味，以水六升，煮取二升，去滓，内硝，更煮取一升，顿服。

释　义　本条指出黄疸病热盛里实的证治。黄疸病而致腹部胀满，小便不利而赤，是内热极盛的反映。因为里热熏蒸，所以更见自汗。这和《伤寒论》中阳明病发热汗出须急下之例同。里有实热而表和无病，汗出更易耗损津液，故用大黄硝石汤以下之。方中栀子、黄柏苦寒清热，大黄、硝石攻下瘀热，合用以奏清热通便、利湿除黄之效。但必须腹部和胁下胀满拒按，二便不利，脉滑数有力者，方可使用本方。

本条与第十三条的茵陈蒿汤证虽同为可下的黄疸病，但在病机上略有差异，大黄硝石汤证是热胜，而茵陈蒿汤证是湿热两盛。在临床上对于黄疸病除首先区别阴黄、阳黄外，还须进一步在湿热发黄（阳黄）的范围内分为湿胜、热胜，或湿热两盛，三者的区别是：

湿胜：舌苔白腻，倦怠少食，恶心呕吐。

热胜：舌苔黄燥，口渴心烦，小便短赤。

湿热两盛：舌苔黄腻，心胸烦闷，小便短赤。

二十、黄疸病，小便色不变，欲自利，腹满而喘，不可除热，热除必哕。哕者，小半夏汤主之。方见痰饮中。

释　义　本条是对黄疸误治的处理。凡黄疸之属于实热者，小便必现赤色；现在小便颜色正常，又有泄泻的倾向和虚胀气喘的症状，其为脾胃虚寒可知。如误认为实热证而用栀子等以除热，必定会损伤胃气而发生呕逆，此时应用小半夏汤温胃以止呕逆；待呕逆停止，然后再治黄疸。

二十一、诸黄，腹痛而呕者，宜柴胡汤。必小柴胡汤，方见呕吐中。

释　义　本条指出肝邪犯胃所致黄疸的证治。在黄疸过程中，如见腹痛而呕的，是肝邪犯胃所致，故用小柴胡汤疏肝和胃以止痛呕。

二十二、男子黄，小便自利，当与虚劳小建中汤。方见虚劳中。

释　义　本条属于虚劳范围的萎黄证。由于小便自利，证明病属里虚；由于用小建中汤，可知营卫失调。与湿热发黄迥然有别。

这里应注意的是"小便自利"。因为本篇所载的黄疸，大都有小便不利的症状，如第九条"小便不利者，皆发黄"，又如第十六条"诸病黄家，但利其小便"，惟本条以及前面所说的女劳疸，皆小便自利，可知黄疸病因之由于湿者必小便不利，否则多自利。《医宗金鉴》说："妇女产后经崩发黄者，乃脱血之黄色，非黄疸也。询问其人必有失血、亡血之故，以致虚黄之色外现。是时汗下渗利之法俱不可施，惟当与虚劳失血同治，故以小建中汤调养营卫，黄自愈矣。"可知本条既云虚劳，治疗就应从这方面着想，凡补益诸方，皆可随证采用。

附方

瓜蒂汤：治诸黄。方见喝病中。

《千金》麻黄醇酒汤：治黄疸。

麻黄三两

上一味，以美清酒五升，煮取二升半，顿服尽。冬月用酒、春月用水煮之。

结 语

本篇对黄疸病的论述范围相当广泛，凡由各种不同的致病因素所引起的发黄证候，如湿热发黄、火劫发黄、燥结发黄、女劳发黄以及虚黄等，皆有所阐述，但以湿热发黄为重点。

本篇将黄疸分为三种类型，谷疸、酒疸、女劳疸，其实并不能概括本篇内容。这样分类是古代的一种分类方法，目前在临床上已少应用。后代医家将本病概括为两类，即阴黄和阳黄。同时又在阳黄所反映的不同症状上，进一步分为湿胜、热胜或湿热两盛，那就更有利于辨证施治。如本篇的大黄硝石汤、栀子大黄汤的证治，就属于热胜的黄疸；茵陈五苓散的证治，就属于湿胜的黄疸；茵陈蒿汤的证治，就属于湿热两盛的黄疸。

至于硝石矾石散则用于女劳疸兼有瘀血之证，猪膏发煎则用于胃肠燥结的萎黄证，小柴胡汤则用于肝邪犯胃的黄疸，小半夏汤则为黄疸兼证而设。此外，小建中汤证属于虚黄，与女劳疸病机相似，两者证候的特点是小便自利，与湿性黄疸显然有别。

惊悸吐衄下血胸满瘀血病脉证治第十六

本篇论述惊、悸、吐、衄、下血和瘀血等病,而胸满仅是瘀血的一个证候。由于这些疾病皆与心和血有着密切联系,所以合为一篇讨论。

惊与悸是两种病情,所以篇中指出"动即为惊,弱则为悸"。《资生篇》说:"有所触而动曰惊,无所触而动曰悸;惊之证发于外,悸之证在于内。"但惊与悸又互有联系,所以临床上每多连称。

吐、衄、下血和瘀血,皆为血脉之病,但因发病机理和出血部位不同,故治疗方法亦有差异;而总的变化,不出于寒热虚实。本篇对此,均有所论列,可资取法。

一、寸口脉动而弱,动即为惊,弱则为悸。

释　义　本条是从脉象论述惊、悸的病机。惊病多从外来,惊则气乱，故脉见动摇不宁。悸病多为内生，由于气血不足，故脉弱不任重按。是惊与悸不同之点。

二、师曰：尺脉浮，目睛晕黄，衄未止。晕黄去，目睛慧了^①，知衄今止。

【词解】

① 目睛慧了：谓目睛清明。

释　义　本条是从脉证判断衄血的预后。尺脉主肾，肾寓相火。目为肝窍，肝主藏血。尺脉浮为肾虚火浮，目睛晕黄为肝有郁热。肝肾属阴，阴虚火旺，势必迫血上升，故知衄未止；如果晕黄退去，目睛清明，这是阴复火降，血亦宁静，故知衄可止。经文仅云晕黄去而未言及脉，为省略笔法，此时脉当静而不浮。

三、又曰：从春至夏衄者太阳，从秋至冬衄者阳明。

释　义　引《李今庸金匮要略讲稿》云："本条论四时之衄与太阳、阳明的关系。衄血，为阳络损伤，血液外溢所引起的。

（1）从春至夏衄者太阳：如果从春至夏发生衄血者，是属于太阳，这是因为春夏之气外浮，而太阳为表，所以春夏阳络之血伤于太阳，由背上循经至鼻，而发生衄血。

（2）从秋至冬衄者阳明：如果从秋至冬发生衄血者，是属于阳明，这是因为秋冬之气沉敛，而阳明为里，所以秋冬阳络之血伤于阳明，由胸上循经至鼻，而发生衄血。"

四、衄家不可汗，汗出必额上陷脉紧急^①，直视不能眴②，不得眠。

【词解】

①　汗出必额上陷脉紧急；额上，指两额角部；陷脉，指陷中之脉。

②　直视不能眴；眴，同"瞬"，即目珠转动。

释　义　本条已见《伤寒论·太阳篇》，中心大意是说衄家忌汗，误汗则预后不良。因衄家复汗，是重竭其阴，阴虚则阳浮，故可见上述诸症。

按："额上陷脉紧急"句中之"额"，义为"颡额"，亦可训为"头角"义，即所谓"两额"也，指两额角部。参阅李今庸《古医书研究·〈金匮要略〉考义》"汗出必额上陷脉紧急"。

五、病人面无血色，无寒热。脉沉弦者，衄。浮弱，手按之绝者，下血；烦咳者，必吐血。

释　义　本条论述内伤出血的几种脉证。病人面无血色，是指出亡血家的体征。因失血则气血不能上荣，所以面色㿠白。无寒热，是说明失血非由外感，而属于内伤之病。这两句是本条的总纲。假如这种病人，脉见沉弦，《李今庸金匮要略讲稿》云："为阳气郁陷于内而气滞血瘀，瘀积日久则生热，热邪上刑于肺金，使肺气不能清肃下降，故上逆而衄。"如脉见浮弱，按之即绝者，则浮为阳虚，弱为血虚，按之无根，则为虚阳上浮，血脱于下，故知下血；如果同一脉象，证见烦咳者，是为虚阳浮越于上焦，扰动心肺，必致吐血。

六、夫吐血，咳逆上气，其脉数而有热，不得卧者，死。

释　义　本条论述吐血的预后，吐血本来由于阴虚火旺，如果再见所述诸症，是为阴血已虚，而阳气独胜之象，预后不良。由于气逆于上，所以咳逆上气。内热尚盛，故脉数有热。热盛气逆，必然不得安卧。火旺则载血上升，气逆则血亦上逆，以失血之体，见如此阳胜脉证，正如尤在泾所说："有不尽不已之势，故死。"

七、夫酒客咳者，必致吐血，此因极饮过度所致也。

释　义　本条论述酒客吐血的病机。酒客咳嗽，势必吐血，这是因为饮酒过度之人，胃多积热，上熏于肺，肃降失司，故发生咳嗽；热在上焦，且因咳嗽震伤阳络，故必致吐血。

八、寸口脉弦而大，弦则为减，大则为芤，减则为寒，芤则为虚，寒虚相搏，此名曰革，妇人则半产漏下，男子则亡血。

按：本条已见前《血痹虚劳篇》，惟这里专为失血立论，所以条文末尾节去"失精"二字。

九、亡血不可发其表，汗出即寒栗而振。

按：本条已见《伤寒论·太阳篇》，惟文字稍异。中心大意是亡血忌汗，误汗则不仅伤阴，更伤其阳，故可见上述症状。

十、病人胸满，唇痿舌青，口燥，但欲漱水不欲咽，无寒热，脉微大来迟，腹不满，其人言我满，为有瘀血。

释　义　本条论述瘀血的脉证。瘀血壅滞，气机痞塞，故见胸满。其病不在于肠胃，而在于瘀血之内结，故腹部虽外形不满，而病人却感觉胀满，这是有瘀血的一种征象。郁血留滞，则新血不荣，血不外荣，故唇痿舌青。瘀阻之处，必有郁热，故口燥欲漱水；但病在血分，所以虽燥而不欲咽。"无寒热"句，与第五条同义，说明并非外感。上述诸论而见微大来迟之脉（陈修园注作"脉涩不利"），知为瘀血证无疑。

胸满一论，有多种病情。《医宗金鉴》云："表实无汗，胸满而喘者，风寒之胸满也；里实便涩，胸满烦热者，热壅之胸满也；面目浮肿，胸满喘不得卧者，停饮之胸满也；呼吸不快，胸满太息而稍宽者，气滞之胸满也。今病人无寒热他病，惟胸满唇痿，舌青口燥，漱水不欲咽，乃瘀血之胸满也。"

十一、病者如热状，烦满，口干燥而渴，其脉反无热，此为阴伏，是瘀血也，当下之。

释　义　本条是承上文互详脉证，并出其治法，病人自觉有热，心烦胸满，口舌干燥，渴欲饮水，但诊其脉，并无热象，这是由于热伏阴分之故，为瘀血郁热之特征。瘀血不去，则郁热不解，当用下瘀血法治疗。

前条云"口燥，但欲漱水不欲咽"，此云"口干燥而渴"，前后似不一致，其实这是瘀血郁热的轻重问题。瘀热不甚，故仅欲漱水不欲咽；瘀久郁热加甚，则口干燥而渴。

十二、火邪者，桂枝去芍药加蜀漆牡蛎龙骨救逆汤主之。

桂枝救逆汤方：

桂枝三两（去皮）　甘草二两（炙）　生姜三两　牡
蛎五两（熬）　龙骨四两　大枣十二枚　蜀漆三两（洗
去腥）

上为末，以水一斗二升，先煮蜀漆，减二升，内诸药，
煮取三升，去滓，温服一升。

释　义　本条论述火劫致惊的治法。关于火劫病变，《伤寒
论》有很多记载，本条方证，亦见于《太阳篇》。"火邪者"句，
是概指致惊之因，乃其临床症状。太阳中风，以火劫发汗，则风
邪更加火邪，即《伤寒论》所谓"两阳相熏灼"之候。由于劫汗
损伤心阳，神气浮越，故出现惊狂、卧起不安等证。方用桂枝汤
去芍药之酸，加蜀漆之辛，使邪风火气之从外来者，因辛甘发散
而仍从外解；加龙骨、牡蛎者，所以安心神，而收敛浮越之阳气。

又，本方具通阳、镇惊、安神之效，即不由上述病因引起，
而有相同病机的惊证，亦可应用。

十三、心下悸者，半夏麻黄丸主之。

半夏麻黄丸方：

半夏　麻黄等分

上二味，末之，炼蜜和丸小豆大，饮服三丸，日三服。

释 义 本条论述水饮致悸的治法。水饮内停，上凌于心，心阳被遏，故心下悸动。用半夏麻黄丸，取半夏之蠲饮消水，麻黄以宣发阳气；但阳气不能过发，停水未易遽消，故又为丸缓服。

痰饮心悸，一般采用桂枝、茯苓通阳利水，而此用半夏、麻黄通阳消水，方法稍异。前者是助心火以散寒邪，健脾土以利水气；后者是通太阳以泄水气，降胃土以消痰饮。

又，本方治水饮致悸，虽然阳气失于宣通，但与气血不足所致之悸不能混淆。

十四、吐血不止者，柏叶汤主之。

柏叶汤方：

柏叶　干姜各三两　艾三把

上三味，以水五升，取马通汁一升，合煮取一升，分温再服。

释 义 本条论述吐血不止的治法。吐血久久不止，每为中气虚寒，气不摄血所致。治以柏叶汤，取柏叶之清降，折其逆上之势以止血；马通微温，止血而引之下行；干姜、艾叶温阳守中，使气能摄血；四味合用，具有温中止血之效。

吐血久不止，见有面色萎黄，苔薄舌淡，脉虚数无力者，本方疗效很好。马通一味，当今大都改用童便。

十五、下血，先便后血，此远血也。黄土汤主之。

黄土汤方：亦主吐血、衄血。

甘草　干地黄　白术　附子（炮）　阿胶　黄芩各三
两　灶中黄土半斤

上七味，以水八升，煮取三升，分温二服。

释义　本条论述虚寒便血的证治。下血，大便在先，便后
出血，称为远血。所谓远血，是与近血对比而言。下文赤小豆当
归散证，其血出自肛肠，先血后便，谓之近血。远血病机，是中
气虚寒，不能统摄，而血渗于下。治以黄土汤，温脾摄血。方中
黄土即伏龙肝，合白术、附子温中祛寒，以恢复脾脏统血之功；
甘草、地黄、阿胶养血止血；黄芩一味作为反佐，制约温燥之品，
以防其太过。

黄土汤方，不仅能治下血，即吐血、崩中久不止，见有面色
萎黄、掌中烦热、腹痛喜按、恶寒体倦等症，凡属于脾阳不足，
统摄无权者，均可用之。

十六、下血，先血后便，此近血也，赤小豆当归散主
之。方见狐惑中。

释义　本条论述湿热便血的证治。下血，先见血而后大便，
称为近血。是因湿热蕴于大肠，迫血下行所致，后世亦称肠风、
脏毒。治以赤小豆当归散，清利湿热，活血行瘀。

十七、心气不足[①]，吐血、衄血，泻心汤主之。

泻心汤方：亦治霍乱。

大黄二两　黄连　黄芩各一两

上三味，以水三升，煮取一升，顿服之。

【词释】

① 心气不足：这里指心阴不足。

释 义　本条论述热盛的吐血、衄血证治。壮火食气，故令心气不足。邪火有余，逼血妄行，故发生吐血、衄血。治以泻心汤，苦寒清泄，直折其热，使火降则血亦自止。

柏叶汤与泻心汤，一寒一温，为治疗吐血的两大法门。临床运用，前者主气寒血脱，常见面色萎黄、舌淡、脉虚数无力等症；后者主气逆血热，常见面红舌赤、心烦便秘、脉数有力等症。

结　语

惊与悸从脉象动弱而分，是为两种病情，前者由于惊而气乱，后者是气血不足。篇中所出二方，桂枝去芍药加蜀漆龙骨牡蛎救逆汤，用以治惊，但仅属惊病中的部分病情；半夏麻黄丸则治寒饮凌心之悸，与"弱则为悸"的病情不同，应加区别。

血证篇中提出多种病情，虽列方仅有四首，柏叶汤治吐血不止，泻心汤治吐血、衄血，黄土汤治远血，赤小豆当归散治近血，但有寒有温，各具法度，若能分清病情的虚寒与实热，可以灵活运用，不必为条文所限制。瘀血证有法无方，前人认为《伤寒论》及本书中治瘀各方，可以随证选用。

本篇内容，以血证为重点。对吐血、衄血的预后，亡血家忌汗，酒客必吐血，以及瘀血的脉证等，均有所论述。若能与治血四方互参，则对血证的病因、病机、诊断和治疗，可以得到比较全面的认识。

呕吐哕下利病脉证治第十七

本篇论述呕吐、哕、下利病脉证治。呕吐、哕是胃病，下利是肠病。哕即呃逆，下利包括泄泻和痢疾。

本篇总论胃肠病的发病机理和治疗方法。但本篇治胃病多涉及脾，或联系肝；论肠病多涉及肾。

本篇条文多重复见于《伤寒论》和《金匮要略·痰饮咳嗽篇》，目的在于将各种不同类型和不同病因的呕吐、哕、下利合为一篇论述，以尽胃肠病的病机变化，故应与《伤寒论》及《金匮要略·痰饮咳嗽篇》结合研究。

一、夫呕家有痈脓，不可治呕，脓尽自愈。

释　义　本条指出胃有痈脓的呕吐，不可用止呕药治疗。呕吐的原因很多，治法应求其本，不可见呕就止呕。胃有痈脓，故脓从呕出，呕吐的目的在于排脓，是正气逐邪外出的反映；如用药止呕，不特与正气背道而驰，甚至因脓内留，引起其他变证，所以不可治呕。脓尽自愈，并非不药以待脓尽，还应治其痈脓。

二、先呕却渴者，此为欲解。先渴却呕者，为水停心下，此属饮家。

呕家本渴，今反不渴者，以心下有支饮故也，此属支饮。

释 义 本条论述因胃有停饮而导致的呕吐；并从渴与呕的先后，测知饮邪的去留。

上段的先呕后渴，是水饮从呕吐而排出，渴是胃阳恢复的征象，故曰"此为欲解"。如先渴而后呕，是胃有停水，津液不能上承，故口渴；因渴而多饮，以致水分停留更多，因而引起呕吐，故曰"此属饮家"。

下段是说呕吐必损津液，应有口渴症状；如不渴，是胃有停饮，故曰"此属支饮"。

三、问曰：病人脉数，数为热，当消谷引食，而反吐者，何也？师曰：以发其汗，令阳微，膈气虚，脉乃数，数为客热，不能消谷，胃中虚冷故也。

脉弦者，虚也，胃气无余，朝食暮吐，变为胃反①。寒在于上，医反下之，令脉反弦，故名曰虚。

四、寸口脉微而数，微则无气，无气则营虚，营虚则血不足，血不足则胸中冷。

五、趺阳脉浮而涩，浮则为虚，涩则伤脾，脾伤则不磨，朝食暮吐，暮食朝吐，宿谷不化，名曰胃反。脉紧而涩，其病难治。

【词释】

① 胃反：病名，后世又称为"反胃"。

释　义　以上三条合论胃反呕吐的病机、症状和预后。

第三条可分为两段解释：数脉本主热，如因胃中邪热而见数脉，应该食欲亢进，现在不能食而反呕吐，是由误用发汗药损伤胃阳所致。这时的脉数，不是胃有邪热，而是胃中虚寒所反映的虚热，虚热亦能令脉数，但必数而无力。虚热是属于暂时性的，故曰"客热"。

脉弦是土虚木贼之象，所以说"脉弦者，虚也"。因寒在上，更用寒药攻下，损其胃阳，以致不能消化谷食，成为"朝食暮吐"的胃反病，所以说"胃气无余"。这种弦脉，当然是不任重按的虚弦脉。

第四条是承上文从脉象上阐明病机，以明宗气不足亦可以形成胃反证。这里的寸口是指两手六部脉而言。数与微合，是数而无力。产生这种脉象的机理，即上条"阳微，膈气虚，脉乃数"之理，主要是由于气虚血少，全身虚寒所致，故云"微则无气"。"无气"犹言气虚。人体的卫气营血本是相互资生的，卫以气为主，气虚则卫虚，营为血所充，血虚则营亦不足。卫气营血俱虚，则胸中的宗气亦必同时俱虚，因而胸中寒冷，引起朝食暮吐的胃反证。

第五条指出脾阴与胃阳两虚的胃反证，并从脉象上阐述其病机。趺阳脉以候脾胃，但胃为阳土，脾为阴土，胃以降则和，故趺阳脉不应浮，浮则胃气升而不降，所以说"浮则为虚"；脾以升则健，故趺阳脉不当涩，涩则脾气伤，所以说"涩则伤脾"。脾胃两虚，不能消化谷食，势必上出而吐，于是形成胃反。

脉紧为寒盛，涩为津亏，既紧且涩，是胃中因虚而寒，因寒而燥的现象。病属阴阳两虚，助阳则伤阴，滋阴则损阳，故云"难治"。

以上三条指出胃反多由胃府虚寒所导致；治疗原则，应以温养胃气为主。第五条是阴阳两虚之候，胃反后期，多出现上为呕吐不纳、下为粪燥如羊矢的阴阳两虚证，多属不治。

六、病人欲吐者，不可下之。

释　义　本条说明治病方法当因势利导。病人欲吐，是病邪在上，正气有驱邪上出之势，治当因而越之；如果使用下法，是违反病理的自然趋势，不但不能愈病，反而加重病情，甚至转趋恶化，所以说"不可下之"。

七、哕而腹满，视其前后①，知何部不利，利之即愈。

【词解】

①　前后：这里指大小便。

释　义　本条指出哕与腹满并见，应观察二便情况，随证治疗。哕与腹满并见，则腹满为本，呃逆为标。如腹满为实证，实则气上逆而发生呃逆，如此时小便不利的，是水邪上逆，当利其小便，小便利而呃逆自愈；如大便不利的，是由胃肠实热，邪气上逆所致，当通其大便，大便通利，胃气下降，则呃逆亦可愈。这都指实证而言。如病到后期而出现呃逆者，多为脾肾两败，不论伤寒、杂病，均属危笃证候。

八、呕而胸满者，茱萸汤主之。

茱萸汤方：

吴茱萸一升　人参三两　生姜六两　大枣十二枚

上四味，以水五升，煮取三升，温服七合，日三服。

九、干呕①，吐涎沫②，头痛者，茱萸汤主之。方见上。

【词解】

①　干呕：谓呕时有声无物。

②　吐涎沫：谓吐出黏液与白沫。

释　义　以上两条论述胃虚寒凝，或夹肝气上逆所导致的证候，并指出治疗方剂。第八条为胃阳不足，寒饮内停，胃气上逆，因而发生干呕、胸满的症状，故用吴茱萸汤。方以吴萸、生姜散寒降逆，人参、大枣补中益气。本方主要作用为补虚、散寒、降逆，故能主治上述证候。第九条为胃虚停饮，又夹肝气，肝气循经脉犯胃上冲，因而发生干呕、头痛、吐涎沫，故亦用本方散寒化饮、降逆止呕。

本方证除上述症状外，应有心下痞满、舌苔白腻、脉弦等症，但以心下痞满为主。

十、呕而肠鸣，心下痞者，半夏泻心汤主之。

半夏泻心汤方：

半夏半升（洗）　黄芩三两　干姜三两　人参三两　黄连一两　大枣十二枚　甘草（炙）二两

上七味，以水一斗，煮取六升，去滓，再煮取三升，温服一升，日三服。

释 义 本条指出呕吐属于寒热错杂的证治。其主证是"心下痞"，是由病邪乘虚而内结于胃，升降失常所致。胃气上逆故呕，脾失健运则肠鸣，以致形成寒热错杂的证候。半夏泻心汤为寒热并用，苦降辛开之剂。方用人参、大枣、甘草以养中气，半夏、干姜之辛以降逆止呕，黄连、黄芩之苦以清热。用以治疗本证，最为适宜。

十一、干呕而利者，黄芩加半夏生姜汤主之。

黄芩加半夏生姜汤方：

黄芩三两　甘草二两（炙）　芍药二两　半夏半升

生姜三两　大枣十二枚

上六味，以水一斗，煮取三升，去滓，温服一升，日再夜一服。

释 义 本条指出热利与干呕并见的治疗方法。本证是热邪内犯肠胃所引起，邪既入里而下利，又复上逆而干呕，但以下利为主，故用黄芩汤清热和中，加半夏、生姜以降逆止呕。

本方既可治干呕而暴注下迫的热泻，又可治干呕而下利脓血的热痢。如不呕，可去生姜、半夏。

又本方证与半夏泻心汤相似而实不同。半夏泻心汤证的主证是心下痞，故主治胃而兼治肠；黄芩加半夏生姜汤方证的主证是下利，故专治肠而兼治胃。

十二、诸呕吐，谷不得下者，小半夏汤主之。方见痰饮中。

释 义 本条指出停饮呕吐的证治。呕吐，谷不得下，可知呕吐颇剧，是由胃中停水所致，故用小半夏汤逐饮止呕。

胃有停饮，每易引起呕吐，小半夏汤对此功效颇著，但以呕吐、口不渴、心下痞为主证；如兼头眩、心悸，可加茯苓以利水，即小半夏加茯苓汤。

十三、呕吐而病在膈上，后思水者，解，急与之。思水者，猪苓散主之。

猪苓散方：

猪苓　茯苓　白术各等分

上三味，杵为散，饮服方寸匕，日三服。

释 义 本条指出呕吐后因饮水多而致停饮的治法。因停饮而引起的呕吐，呕吐后思水，是饮去阳复的现象，所以说"思水者，解"；此时应"少少与饮，令胃气和则愈"（《伤寒论·太阳篇》）。如因思水而尽量与饮，势必因胃弱不能消水，就有旧饮方去、新饮复停的可能，所以用猪苓散健脾利水，以防止水饮的再留。

十四、呕而脉弱，小便复利，身有微热，见厥者，难治，四逆汤主之。

四逆汤方：

附子（生用）一枚　干姜一两半　甘草二两
（炙）

上三味，以水三升，煮取一升二合，去滓，分温再服。
强人可大附子一枚，干姜三两。

释　义　本条是论述虚寒性呕吐，阴盛格阳的证治。呕而
脉弱，是胃气已虚；小便复利，是肾虚不摄；阴寒内盛，故四
肢不温；格阳于外，故身有微热。治宜四逆汤急救回阳。由于
病势危急，所以说"难治"。

十五、呕而发热者，小柴胡汤主之。

小柴胡汤方：

柴胡半斤　黄芩三两　人参三两　甘草三两　半夏半
斤　生姜三两　大枣十二枚

上七味，以水一斗二升，煮取六升，去滓，再煮取三
升，温服一升，日三服。

释　义　本条指出少阳邪热迫胃引起呕吐的治法。呕而发热
者，少阳证已具，故用小柴胡汤疏解清热，和胃降逆。

十六、胃反呕吐者，大半夏汤主之。《千金》云："治胃反不受食，
食入即吐。"《外台》云："治呕，心下痞鞕者。"

大半夏汤方：

半夏二升（洗完用）　人参三两　白蜜一升

上三味，以水一斗二升，和蜜扬之二百四十遍，煮药，取二升半，温服五升，余分再服。

十七、食已即吐者，大黄甘草汤主之。《外台》方：又治吐水。

大黄甘草汤方：

大黄四两　甘草一两

上二味，以水三升，煮取一升，分温再服。

释　义　以上两条指出性质不同的胃反呕吐的治法。第十六条的胃反是属于虚寒性的，即根据前面第三、四、五条所论的病机指出治法。由于胃虚上逆，故朝食暮吐，暮食朝吐，所以用大半夏汤和胃补虚，降逆润燥。

第十七条是指胃热上冲的胃反。本证是因胃肠实热，大便秘结所引起的呕吐。因为人体表之与里，上之与下，是相互联系的；下既不通，势必上逆而呕，火性急迫，故食已即吐。使用本方的目的在于通利大便，大便通利，胃气下降，呕吐自会停止。因无腹满，故不用枳、朴，与小承气汤泻实除满者不同。本条和上条均属胃反呕吐，惟彼属虚寒，此属实热，宜细加审辨。

十八、胃反，吐而渴欲水者，茯苓泽泻汤主之。

茯苓泽泻汤方：《外台》治消渴脉绝胃反者，有小麦二升。

茯苓半斤　泽泻四两　甘草二两　桂枝二两　白术三两　生姜四两

上六味，以水一斗，煮取三升，内泽泻，再煮取二升半，温服八合，日三服。

释　义　本条指出因胃有停水，呕吐与口渴并见的证治。本证是因胃有停水而呕吐，同时又因停水妨碍脾气运输，津液不能上达，故渴欲饮水，如此则停水愈多，呕吐愈甚，渴亦终不能止。治法应利水止呕，水去呕止，不治渴而渴自愈。

本条所说的胃反，与前面第三、四、五条的胃反以及大半夏汤证，在病机上有所不同。前者属于慢性疾患，属于虚寒证的胃反，而本条则属于一时性的停水，因停水而引起呕吐，故治以利水为主。方中白术、茯苓、泽泻健脾渗湿，桂枝、生姜、甘草和胃降逆。本方辛甘化生阳气，能促使停饮从小便排泄。

十九、吐后，渴欲得水而贪饮者，文蛤汤主之。兼主微风、脉紧、头痛。

文蛤汤方：

文蛤五两　麻黄　甘草　生姜各三两　石膏五两　杏仁五十枚　大枣十二枚

上七味，以水六升，煮取二升，温服一升，汗出即愈。

按：本条方证不合，柯韵伯认为与《伤寒论》之文蛤散互错。本条"渴欲得水而贪饮"，与《消渴篇》之文蛤散证"渴欲饮水不止"，文虽异而证则同，释见该篇。其"兼主微风、脉紧、头痛"句，当为文蛤汤主治之证，可与《伤寒论》结合研究。《李今庸金匮要略讲稿》云："'兼主微风……头痛'此八字，非本条原文，当删。"

二十、干呕、吐逆、吐涎沫，半夏干姜散主之。

半夏干姜散方：

半夏　干姜等分

上二味，杵为散，取方寸匕，浆水一升半，煮取七合，顿服之。

二十一、病人胸中似喘不喘，似呕不呕，似哕不哕，彻心中愦愦然无奈^①者，生姜半夏汤主之。

生姜半夏汤方：

半夏半升　生姜汁一升

上二味，以水三升，煮半夏取二升，内生姜汁，煮取一升半，小冷，分四服，日三夜一服。止，停后服。

【词解】

① 彻心中愦愦然无奈：指病人自觉胸中烦闷已极，有无可奈何之感。

释　义　以上两条均为饮停于胃所致，由于病机略有不同，故治法亦有差异。第二十条的病机主要是胃寒，干呕、吐逆、吐涎沫可以交互出现，即有时干呕，有时呕吐，有时吐涎沫，但也可以合并出现。胃中有寒，津液凝为痰涎，随胃气上逆，因而干呕、吐涎沫。

半夏干姜散即小半夏汤以干姜易生姜。因小半夏汤目的在于止呕散饮，故用生姜；本方证的病机是胃气虚寒，故用干姜温胃。本方总的功用是温胃止呕。

第二十一条以正气与寒饮相搏为主要病机。由于两相搏击，因此发生似喘不喘，似呕不呕，似哕不哕，病人自觉胸中有无可奈何之感，故用生姜半夏汤辛散水饮，以舒展胸中的阳气。

生姜半夏汤方应注意"小冷，分四服"句。"小冷"是因寒饮内停，恐对热药起抗拒作用，反而增强呕吐。"分四服"含义有二：一是可避免因服量稍大而引起呕吐；二是可使胃中寒饮逐渐消散。

半夏干姜散的功效主要是温中，故用干姜；生姜半夏汤以散饮为主，故用生姜汁。

二十二、干呕、哕①，若手足厥者，橘皮汤主之。

橘皮汤方：

橘皮四两　生姜半斤

上二味，以水七升，煮取三升，温服一升，下咽即愈。

二十三、哕逆者，橘皮竹茹汤主之。

橘皮竹茹汤方：

橘皮二斤　竹茹二斤　人参一两　甘草五两　生姜半

斤　大枣三十枚

上六味，以水一斗，煮取三升，温服一升，日三服。

【词解】

① 干呕，哕：谓干呕或哕。

释　义　以上两条指出胃热与胃寒引起哕证的不同治法。第二十二条的病机为胃气虚寒，因而手足有轻度的寒冷感，是胃阳不能伸展所致，与阴盛阳微的手足厥冷者不同。橘皮汤以橘皮降气，生姜止呕，合而用之能宣通胃阳，阳气振奋，则呕哕与厥冷自愈。

第二十三条的病机是因胃有虚热，胃气上逆引起哕证，故用橘皮、生姜以降逆，竹茹甘寒清胃热，人参、甘草、大枣以补虚，共奏清热补虚、降逆止哕之效。

二十四、夫六府气绝于外者，手足寒，上气，脚缩；五藏气绝于内者，利不禁，下甚者，手足不仁。

释　义　本条是从藏府功能上联系到呕吐、哕、下利的病理，具有承上启下的作用。

六府为阳，五藏为阴；阳为外，阴主内；后天之本在胃，先天之本在肾。故中焦阳气源于胃，下焦阳气源于肾；胃阳衰则诸府之气皆衰，肾阳微则诸藏之气亦微；胃病则发生呕吐与哕，肾病则发生下利。

六府以胃为本，胃阳充盛则气行于外，胃阳衰则气不行，故手足寒。胃气衰，必致发生呕吐与哕，因而食欲减退，宗气亦随之虚衰，上气喘促。更因阳气虚少，不能温煦经脉，故踡卧脚缩。

五藏以肾为本，肾阳不虚则气充于内，化气行水；肾阳衰则不能化气行水，因而发生下利不能自禁的证候。下利过甚，则阴液亦衰竭，不能营养四肢，以致手足麻痹不仁。

下利在初起时，虽多为胃肠病变，但如经久不愈，无不与肾有关，故本条将藏府病机联系起来加以阐述，作为下文论述下利的开端。

二十五、下利脉沉弦者，下重；脉大者，为未止；脉微弱数者，为欲自止，虽发热不死。

二十六、下利手足厥冷，无脉者，灸之不温；若脉不还，反微喘者，死。少阴负趺阳者，为顺也。

二十七、下利有微热而渴，脉弱者，今自愈。

二十八、下利脉数，有微热，汗出，今自愈；设脉紧，为未解。

二十九、下利脉数而渴者，今自愈；设不差，必圊脓血，以有热故也。

三十、下利脉反弦，发热身汗者，自愈。

释　义　以上六条内容，主要论述下利病的病机进退状况，在《伤寒论讲义》里已作解释，这里只概括地介绍其主要精神。

以上各条所论述的下利病，多为虚寒证候，故有手足厥冷，甚至无脉。在本病过程中，以阳气恢复为病情好转的关键问题，故以口渴、脉数、微热、汗出为正气胜邪之征。

虚寒下利，脉应微弱，是脉证相应、正衰邪亦衰之候，故知病将愈；反之，如脉大则为邪盛，故知病未解。

脉紧与弦皆为寒象，如汗出后脉仍紧或弦，可知病邪未解。总之，对下利病预后的观察，主要是根据邪正消长所反映的病机来判断的，正衰邪胜则病进，正胜邪衰则病愈。邪正消长的情况，首先体现于脉象，故从脉象上可以窥测病机，但必须联系全身症状，否则未可遽下结论。

上面说过，阳气恢复是病情好转的关键问题，但也有因阳复太过，阴寒虽减，而内热转增，热伤阴分而发生下利脓血之证的，如第二十九条即属此候。

三十一、下利气者，当利其小便。

释　义　下利而又失气，有因于湿热太盛，气滞于大肠所致者。治当利其小便，以分利肠中之湿邪，即所谓"急开支河"之法。

三十二、下利，寸脉反浮数，尺中自涩者，必圊脓血。

释　义　圊脓血即下利脓血之证。本条所指者为热利。下利为里病，寸脉主表，不应浮数，故曰"反浮数"。这里的浮数不是表热，是气分热盛所致；热盛于气分而伤及血分，故下利脓血而尺脉现涩象。

三十三、下利清谷，不可攻其表，汗出必胀满。

释　义　《藏府经络篇》说："下利清谷不止，身体疼痛者，急当救里。后身体疼痛，清便自调者，急当救表。"因为下利清谷是脾胃虚寒所致，纵有表证未除，亦应以急者为先，不可径用汗法。若误发其汗，则阳气益虚，阴邪更盛，脾胃健运失常，故腹部胀满。

三十四、下利脉沉而迟，其人面少赤，身有微热，下利清谷者，必郁冒汗出而解，病人必微厥。所以然者，其面戴阳，下虚故也。

释　义　本条指出寒性泄泻，虚阳外越的病理机转。下利清谷，身有微热而戴阳，即上条病势加重的结果。其病理是里气虚寒，阳浮于上，与在表之邪相合所致。此时如正气尚能振奋者，还可以通过郁冒汗出而解，解后手足当温，但在郁冒汗出之前，可能手足有轻微的寒冷感。

戴阳是内真寒而外假热。证候表现上多为头面热，两足冷，烦躁，脉沉细无力，或沉数无力。凡肾气虚损之人感受外邪后，如虚阳上浮与在表之邪相合，往往会出现这种现象，若误认为表邪而发汗，则虚阳外越，有衰脱的可能。条文最后两句，是补充解释面少赤的病理。本证在未解之前，可用通脉四逆汤。

三十五、下利后脉绝，手足厥冷，晬时①脉还，手足温者生，脉不还者死。

【词解】

①　晬时：谓一周时，即一昼夜。

释　义　暴注下利，损耗津液，阳气衰竭，因而出现脉绝、手足厥冷等危候。服回阳剂后，如利止脉起，手足转温，是阳气恢复之征，故主生；若利虽止，经一昼夜而脉仍不起，手足亦不温，是真阳已绝，多无生理。

三十六、下利腹胀满，身体疼痛者，先温其里，乃攻其表。温里宜四逆汤，攻表宜桂枝汤。

四逆汤方：<small>方见上。</small>

桂枝汤方：

桂枝三两（去皮）　苟药三两　甘草二两（炙）　生姜三两　大枣十二枚

上五味，哎咀，以水七升，微火取三升，去滓，适寒温服一升，服已须臾啜稀粥一升，以助药力，温覆令一时许，遍身絷絷微似有汗者，益佳，不可令如水淋漓。若一服汗出病差，停后服。

释　义　《藏府经络篇》第十四条已明确指出表里同病，治分缓急的原则。凡表里同病，正气不虚，应先解表，然后攻里；正气已虚，当先温里而后解表。本条下利腹胀满为里有虚寒，身体疼痛为外有表邪，治疗当以里寒为急，故先用四逆汤以温里，待里气充实，表邪自解；若里证已罢，而表邪仍在，然后用桂枝汤以解表邪。

三十七、下利三部脉皆平，按之心下坚者，急下之，宜大承气汤。

三十八、下利脉迟而滑者，实也，利未欲止，急下之，宜大承气汤。

三十九、下利脉反滑者，当有所去，下乃愈，宜大承气汤。

四十、下利已差，至其年月日时复发者，以病不尽故也，当下之，宜大承气汤。

大承气汤方：见痉病中。

四十一、下利谵语者，有燥屎也，小承气汤主之。

小承气汤方：

大黄四两　厚朴三两（炙）　枳实大者三枚（炙）

上三味，以水四升，煮取一升二合，去滓，分温二服，得利则止。

释　义　以上五条指出下利实热证的治法。下利、心下坚是实证；三部脉皆平而不弱，可知正气不虚。下利易损津液，故宜急下。

脉迟本主寒，如与滑脉并见，则不主寒而主实。下利既由于邪实，实不去则利不止，故宜急下。

《脉经》云："脉滑者为病食也。"既有宿食，就应该攻去，所以说"当有所去"。

下利（这里指痢疾）已愈，但由于病邪未能根除，如因气候影响而发作，往往仍可用攻下法以排除未尽之邪。这种复发性痢疾，多适用温下法，如温脾汤之类。这里所举的大承气汤，是举例而言，应根据全身证候，选用适当的方剂。

下利谵语，不一定是实证，必须脉来滑数，粪便黏秽，腹满按痛，舌苔黄厚干燥者，方可用小承气汤。尤应注意谵语亦有虚证，故必须结合脉证加以分析。

又，以上各条，可以综合研究，又须与《伤寒论》互参。

四十二、下利便脓血者，桃花汤主之。

桃花汤方：

赤石脂一升（一半锉，一半筛末）　干姜一两　粳米一升

上三味，以水七升，煮米令熟，去滓，温服七合，内赤石脂末方寸匕，日三服；若一服愈，余勿服。

释　义　本条指出虚寒下利的治法。久利而致虚寒滑脱，其所下脓血，色必暗而不鲜，其脉必微细而弱；此外，应有舌苔淡白、精神不振、四肢疲软、腹部喜温喜按等一系列虚寒现象，故可用桃花汤温中涩肠以固脱。方用赤石脂固脱，干姜温中，粳米补虚，佐赤石脂、干姜以厚肠胃。

四十三、热利下重者，白头翁汤主之。

白头翁汤方：

白头翁二两　　黄连　　黄柏　　秦皮各三两

上四味，以水七升，煮取二升，去滓，温服一升；不愈，更服。

释　义　本条指出热利的证治。热利是指本证的病机而言，不是指身热，凡脉舌有热象者皆是。下重即里急后重。白头翁汤以白头翁清热凉血为主，黄连、黄柏清肠以解毒，秦皮泻热，兼有收涩作用。因此，本方适用于热性痢疾。

四十四、下利后更烦，按之心下濡者，为虚烦也，栀子豉汤主之。

栀子豉汤方：

栀子十四枚　　香豉四合（绵裹）

上二味，以水四升，先煮栀子，得二升半，内豉，煮取一升半，去滓，分三服，温进一服，得吐则止。

释　义　本条论下利后虚烦的证治。下利后余邪未尽，更见胸中烦闷，但心下按之柔软不坚，可知属于虚烦。这里的所谓"虚"，是指心下虚软，非虚弱之虚。方中栀子清胃中邪热，以治胸中烦闷，香豉散郁热，两药合用，共奏清热除烦之效。本方非吐剂，方后云"得吐则止"，未确。

四十五、下利清谷，里寒外热，汗出而厥者，通脉四逆汤主之。

通脉四逆汤方：

附子大者一枚（生用）　干姜三两<small>强人可四两</small>　甘草二两（炙）

上三味，以水三升，煮取一升二合，去滓，分温再服。

释　义　汗出而厥，里寒外热，是阴盛格阳之象，故用通脉四逆汤温经回阳。本条可与第三十三、三十四、三十五、三十六等条结合研究。

四十六、下利肺痛，紫参汤主之。

紫参汤方：

紫参半斤　甘草三两

上二味，以水五升，先煮紫参，取二升，内甘草，煮取一升半，分温三服。<small>疑非仲景方。</small>

释　义　《李今庸金匮要略讲稿》云："本条为下利肺痛的方治。

（1）下利肺痛：肺痛，即是胸中隐隐作痛。由于肺与大肠相合，在生理上相为表里，所以在病理上即互为影响：肠中有积，则肺气可致不顺；肺中有积，则大肠亦可不固。'下利肺痛'，为大肠有病而气壅于肺所致。

（2）紫参汤主之：治以紫参汤，紫参具有主心腹积聚，寒热邪气，通九窍，利大小便的作用，故以之为君药，治疗下利肺痛，使之能则不痛，佐以甘草调中以和之，使气通则痛愈，积去而利止。"

四十七、气利^①，诃黎勒散主之。

诃黎勒散方：

诃黎勒十枚（煨）

上一味，为散，粥饮和，顿服。疑非仲景方。

【词解】

① 气利：指频频矢气。

释　义　本条指出气利肠滑之方治。病人矢气时，大便或随之外出或不必见泄利，是气滞滑陷于肠所致，与第三十一条"下利气者，当利其小便"不同。治以诃黎勒散，温涩固脱。

附方

《千金翼》小承气汤：治大便不通，哕数谵语。方见上。

《外台》黄芩汤：治干呕下利。

黄芩　人参　干姜各二两　桂枝一两　大枣十二枚　半夏半升

上六味，以水七升，煮取三升，温分三服。

结　语

本篇共四十七条，前二十三条论呕吐、哕，后二十三条论下利，中间第二十四条总论呕吐、哕与下利的病机，具有承上启下的作用。因为六府以胃为本，五藏以肾为本，两者精气充盛，便不致发生呕吐、哕、下利。从本条中可以体会出照顾胃气和肾气，是治疗呕、哕、下利的关键。

本篇治疗呕、哕计十五方。其病因病机可分为实热、虚热、虚寒、寒热错杂，以及水饮停蓄等五种。其治疗方法，有直接止呕者，如由半夏、竹茹等所组成的方剂；有祛邪以止呕者，如小柴胡汤、大黄甘草汤、茯苓泽泻汤之类；有温润以止呕者，如大半夏汤；有温脾肾以止呕者，如四逆汤；有和肝温胃以止呕者，如吴茱萸汤。此即《黄帝内经》"必伏其所主，而先其所因"之旨。亦有见呕而不应止呕者，如"呕家有痈脓，不可治呕"之例。

本篇所论下利，包括泄泻、痢疾两证。从病机上可概括为虚寒和实热两种类型。如表里皆寒而泄泻者，温里宜四逆汤，攻表宜桂枝汤；阴盛格阳的寒泻，宜通脉四逆汤；气虚肠滑的气利，宜诃黎勒散；热结旁流的泄泻及休息痢，宜大承气汤；热重实轻而下利谵语者，宜小承气汤；寒痢滑脱，宜桃花汤；热痢下重，宜白头翁汤；泻后余热不尽的虚烦，宜栀子豉汤。

总之，呕、哕、下利之属于热证或实热证者，多与胃肠有关；属于虚证、寒证者，多与脾肾有关。故本篇多注意到这些藏府而施治。

疮痈肠痈浸淫病脉证并治第十八

本篇论述痈肿、肠痈、金疮、浸淫疮四种疾病的辨证、治疗和预后。由于这些病，都是属于外科范围的疾患，所以合为一篇讨论。

一、诸浮数脉，应当发热，而反洒淅恶寒，若有痛处，当发其痈。

释　义　本条从脉证上辨别痈肿发生的可能性。凡浮数脉象，一般应有发热的表现，如果患者洒淅恶寒，身体某处感觉疼痛，即可判断有发生痈肿的可能。脉浮数，是有热的征象；卫气不能畅行，故洒淅恶寒；营血有所阻滞，故局部疼痛。由此可见，营卫俱病，功能障碍，是发生痈肿的基本机理。

二、师曰：诸痈肿，欲知有脓无脓，以手掩肿上，热者为有脓，不热者为无脓。

释　义　本条论述辨别痈肿有脓、无脓的一种方法。凡见有痈肿，欲知其有脓或无脓，可用手掩于痈肿上，若有热感，即为有脓的征象；反之，即为无脓。《灵枢经·痈疽》篇说："营卫稽留于经脉之中，则血泣而不行，不行则卫气从之而不通。"说明由于营血凝滞，卫气不能畅行，郁于一处，发生痈肿。气郁血瘀而生热，热聚于痈肿之中，故局部发热显著，气血腐化而成脓。

三、肠痈之为病，其身甲错，腹皮急，按之濡，如肿状，腹无积聚①，身无热，脉数，此为肠内有痈脓，薏苡附子败酱散主之。

薏苡附子败酱散方：

薏苡仁十分　附子二分　败酱五分

上三味，杵为末，取方寸匕，以水二升，煎减半，顿服，小便当下。

【词解】

①　积聚：这里指腹内的肿块。不活动者为"积"，活动者为"聚"。

释　义　本条说明肠痈脓已成的辨证及治法。由于肠痈病人，营血郁滞于里，皮肤缺乏血液的滋养，故干燥粗糙。病变主要在肠中，故腹部如肿状。因脓已形成，故腹皮虽然紧急，但按之濡软。身无热而脉反数，知非热证；脉虽数而无力，乃阳气不足、正不胜邪的表现。这与腹内有积聚的脉证不同，故插入"腹无积聚"一语，以资鉴别。薏苡附子败酱散的作用：薏苡泄脓除湿，附子振奋阳气，辛热散结，败酱破瘀排脓。服后小便利而气化行，则污脓瘀血俱从大便排出。方后说"小便当下"，恐有错简。

四、肠痈者，少腹肿痞，按之即痛如淋，小便自调，时时发热，自汗出，复恶寒。其脉迟紧者，脓未成，可下之，当有血。脉洪数者，脓已成，不可下也。大黄牡丹汤主之。

大黄牡丹汤方：

大黄四两　牡丹一两　桃仁五十个　瓜子半升　芒硝三合

上五味，以水六升，煮取一升，去滓，内芒硝，再煎沸，顿服之，有脓当下；如无脓，当下血。

释　义　本条承上文，说明肠痈脓未成的辨证和治法。肠痈病人，由于营血瘀结于肠中，致少腹肿痞，经脉不通，不通则痛，所以少腹拘急拒按，按之则如小便淋痛之状。病在肠中，膀胱未受影响，故小便正常。正气与邪气相争，营卫失调，故时时发热，恶寒，自汗出。如脉象迟紧，表示脓尚未熟，可用大黄牡丹汤破瘀逐血以泻下之。方以大黄、桃仁、丹皮涤热而下瘀血，瓜子、芒硝排脓而去积。若脉象洪数，表示脓已成熟，此时就不可用破瘀逐血法治疗。

薏苡附子败酱散、大黄牡丹汤二方，均可治肠痈。前者适用于已成脓的虚寒证，后者一般适用于实热证。条文中虽有"脓已成，不可下也"之说，但方后有"有脓当下"一句，复证后世实践经验，本方对肠痈之治疗，不论脓未成或已成，均可使用。

五、问曰：寸口脉浮微而涩，法当亡血，若汗出。设不汗者云何？答曰：若身有疮，被刀斧所伤，亡血故也。

释　义　本条指出金疮出血的脉证。寸口脉呈现浮微而涩，一般应有失血或汗出的可能。假使不汗出，这是由于身被刀斧所伤，患有金疮而失血之故。

脉浮微而涩，是阳气失去固护的作用，阴液无以自守的征象，故失血、汗出及金疮患者都能见到此种脉象。

六、病金疮，王不留行散主之。

王不留行散方：

王不留行十分（八月八日采）　蒴藋细叶十分（七月七日采）　桑东南根白皮十分（三月三日采）　甘草十八分　川椒三分（除目及闭口，去汗）　黄芩二分　干姜二分　厚朴二分　芍药二分

上九味，桑根皮以上三味烧灰存性，勿令灰过，各别杵筛，合治之为散，服方寸匕。小疮即粉之，大疮但服之，产后亦可服。如风寒，桑东根勿取之。前三物皆阴干百日。

释　义　金疮是刀斧等金属器械所伤的外科疾患。由于经脉肌肤断伤，营血卫气不能循经脉而运行，所以治疗必须恢复经脉

肌肤的断伤，使营卫通行无阻，金疮自然向愈。王不留行散，具有行气血、和阴阳、促进脾胃机能旺盛的作用，可达到生肌长肉的目的。

排脓散方：

枳实十六枚　芍药六分　桔梗二分

上三味，杵为散，取鸡子黄一枚，以药散与鸡子黄相等，揉和令相得，饮和服之，日一服。

排脓汤方：

甘草二两　桔梗三两　生姜一两　大枣十枚

上四味，以水三升，煮取一升，温服五合，日再服。

七、浸淫疮，从口流向四肢者，可治；从四肢流来入口者，不可治。

八、浸淫疮，黄连粉主之。方未见。

释　义　浸淫疮是一种皮肤病，由于起病时病损范围小，先痒后痛，分泌物浸渍皮肤，逐渐扩大，遍于全身，故称为浸淫疮。此疮从口部向下蔓延，流散于四肢的，表示病情较轻，易治；若开始生于四肢，然后向上蔓延至口部的，表示病情较重，难治。病由内向外散发者轻，由外向内汇集者重，这是中医学对疾病判断预后的一种看法。

本病形成的原因，是热毒之邪。《黄帝内经》说："诸痛痒疮，皆属于心。"所以用黄连粉泻心火、解热毒，邪去毒消，疮即可愈。

结　语

本篇论述痈肿、肠痈、金疮、浸淫疮四种外科疾病的辨证施治。

篇中指出从脉证上来判断痈肿发生的可能性；并可运用按诊，从有热或不热，来鉴别有脓或无脓。

篇中对于肠痈的阐述比较详细。从脉迟紧与洪数，来判断肠痈患者是否成脓。脓未成或已成而属热证实证者，可用大黄牡丹汤治疗；脓已成而属虚证寒证者，可用薏苡附子败酱散治疗。像这些诊断和治疗疾病的方法，都具有实用价值。这两个治疗肠痈的方剂，近年来常用于化脓性阑尾炎，取得显著的疗效。

本篇对于金疮、浸淫疮的论述虽然较少，但也提出了王不留行散及黄连粉（方未见）的主治方剂，可资研究。

跌蹶手指臂肿转筋阴狐疝蛔虫病脉证治第十九

本篇论述跌蹶、手指臂肿、转筋、阴狐疝、蛔虫五种病证，而以蛔虫病作为重点，是把未曾归入以前各篇的病证，一并在本篇讨论。

一、师曰：病跌蹶，其人但能前，不能却，刺踹①入二寸，此太阳经伤也。

【词解】

① 踹：指踹肠，即小腿肚。

释　义　跌蹶是一种行动障碍的病证，为太阳经脉受伤所致。因为人身的经脉，阳明行身之前，太阳行身之后，太阳经有了损伤，所以病人行动时只能向前行而不能往后退。《李今庸金匮要略讲稿》云："今因跌仆而被竹木金石等刺伤踹肠部之承筋穴约二寸，致使太阳经脉伤损而不利，故其人只能向前行走而不能后退。"

二、病人常以手指臂肿动，此人身体瞤瞤者，藜芦甘草汤主之。

藜芦甘草汤方：方未见。

释义 手指臂肿是一种手指臂部关节肿胀，并作振颤，全身肌肉也发生牵动的病证，属风痰在膈，攻走肢体所致。由于痰滞关节，所以肿胀；风伤经络，所以身体瞤动。后世陈无择说："痰涎留在胸膈上下，变生诸病，手足项背牵引钓痛，走易不定。"相当于本证。藜芦甘草汤方虽未见，但从藜芦、甘草两药看来，藜芦催吐，制以甘草之和中，基本上属于涌吐风痰之剂，风痰去则诸症自愈。临床上对此种病证，用导痰汤（胆星、枳实、半夏、陈皮、甘草、茯苓、姜、枣）或《指迷》茯苓丸（半夏、茯苓、枳壳、风化硝、姜汁），比较稳妥，效果亦好。

三、转筋之为病，其人臂脚直，脉上下行，微弦。转筋入腹者，鸡屎白散主之。

鸡屎白散方：

鸡屎白

上一味，为散，取方寸匕，以水六合，和，温服。

【校勘】

"和，温服"，《肘后方》《外台秘要》均作"煮三沸，顿服之，勿令病者知之"。

释义 转筋，是一种四肢拘挛作痛的病证，所以脉象也见劲急强直，全无柔和之象，与痉病的脉"直上下行"相同。转筋的部位，一般多见于下肢，严重时其痉挛会从两足牵引小腹作痛，称为转筋入腹，可用鸡屎白散治之。

转筋是一种症状，它的发生原因，不止一种。鸡屎白性寒下气，通利二便，只适用于湿浊化热伤阴所致的转筋，泻其致病之因，转筋亦随之而愈。后世王孟英用蚕矢治热性霍乱转筋，即受本方的启发。但在寒性霍乱，吐下过多，体液消耗，阳气亡失，不能煦养筋脉致成本证者，须用通脉四逆汤、白通汤等急救回阳，不得误用本方。

四、阴狐疝气者，偏有小大，时时上下，蜘蛛散主之。

蜘蛛散方：

蜘蛛十四枚（熬焦）　桂枝半两

上二味，为散，取八分一匕，饮和服，日再服。蜜丸亦可。

释　义　阴狐疝气，简称狐疝，是一种阴囊偏大偏小，时上时下的病证，与寒疝以腹痛为主症的不同。这种疝气，当平卧时缩入腹内，起立走动时则坠入阴囊，有的作痛帐，有的仅感重坠，为寒气凝结厥阴肝经所致。治疗应以辛温通利为主，所以用蜘蛛散。蜘蛛有破结通利作用，配以桂枝的辛温，引入厥阴肝经以散寒气。但蜘蛛有毒性，应用时宜慎重。后世对本证常用疏肝理气药，如川楝子、延胡索、木香、茴香、香附、乌药之类，亦有一定效果。

五、问曰：病腹痛有虫，其脉何以别之？师曰：腹中痛，其脉当沉若弦，反洪大，故有蛔虫。

释义 本条指出蛔虫病的主要症状是腹痛，但腹痛一症，又为多种疾病所共有，须从各方面加以鉴别。本条以为在脉象上，腹痛如因阳虚受寒的，脉当沉；如因外邪侵入的，脉当弦；现在脉反洪大，全身不见热象，就可考虑为蛔虫腹痛。但必须指出，临床上不能仅凭脉象来作诊断，脉洪大为有蛔虫，也未必正确，还须参照有否吐涎心痛、舌呈斑点、鼻孔瘙痒、面有虫斑、睡中齘齿、贪食而不消化、大便不调等一类见证，才能作出正确的诊断。

六、蛔虫之为病，令人吐涎心痛，发作有时，毒药不止，甘草粉蜜汤主之。

甘草粉蜜汤方：

甘草二两　粉一两　蜜四两。

上三味，以水三升，先煮甘草，取二升，去滓，内粉、蜜，搅令和，煎如薄粥，温服一升，差即止。

释义 本条论述蛔虫病的证治。吐涎是吐出清水，心痛是指腹部疼痛。由于蛔动则痛作，蛔静则痛止，所以发作有时。这是蛔虫病心腹痛的特点。

关于用甘草粉蜜汤，有两种解释：一说方中的粉是铅粉。毒药不止，是说蛔虫病已用过一般杀虫药不应，所以用铅粉峻药杀虫，与甘草、白蜜同服，诱使虫食，甘味既尽，毒性旋发，而虫患乃除。但铅粉毒性甚剧，不宜多服，故方后云"差即止"。另一说谓方中的粉是一般米粉。本证已经用过毒药而痛不止，不能再用，所以用甘草粉蜜汤。方中的甘草、粉、蜜不是杀虫之药，仅有安蛔缓痛、解毒和胃的作用。

前说主张用铅粉，虽有一定理由，但铅粉内服，须防中毒，原文云"毒药不止"，自不得再用毒药，当以后说较为合理。据临床体会，蛔虫病在剧烈发作时，如用猛烈杀虫药，反使蛔动不安，变生他病，此时只可用安蛔缓痛之剂，等到病势缓和，然后用杀虫药，比较稳妥。

此条学习，应参阅《李今庸金匮要略讲稿·跌蹶手指臂肿转筋阴狐疝蛔虫病脉证治第十九》第七条讲解。

七、蛔厥者，当吐蛔，令病者静而复时烦，此为脏寒，蛔上入膈，故烦，须臾复止，得食而呕又烦者，蛔闻食臭出[①]，其人当自吐蛔。

八、蛔厥者，乌梅丸之。

乌梅丸方：

乌梅三百个　细辛六两　附子六两（炮）　黄连一斤　当归四两　黄柏六两　桂枝六两　人参六两　干姜十两　川椒四两（去汗）

上十味，异捣筛，合治之，以苦酒渍乌梅一宿，去核，蒸之五升米下，饭熟捣成泥，和药令相得，内臼中，与

蜜杵二千下，丸如梧子大，先食饮服十丸，日三服，稍
加至二十丸。禁生冷滑臭等食。

【校勘】

令，《玉函经》作"今"。

【词解】

① 食臭：指食物的气味。

释　义　以上两条，论述蛔厥病的证治。蛔厥病的主要症状
是吐蛔，心腹痛剧，吐涎沫，得食则吐，烦躁不安，手足厥冷，
有发作性。这是由于内藏虚寒，不适于蛔虫的存在，因而蛔动不安，
上扰胸膈，出现寒热错杂的证候。治以乌梅丸，是安胃杀虫的复方。
方中乌梅为主药，安胃止呕，蜀椒温中杀虫，黄连、黄柏苦寒清热，
桂枝、附子、细辛、干姜辛温散寒，人参、当归补气行血，合用
于一方，使蛔得酸则止，得苦则安，得辛则伏，脏温蛔安而厥自止。

结　语

本篇论述五种病证，但跌蹶一证，有论无方。手指臂肿证候
不详，方亦未见。转筋用鸡屎白散，事实上比较少见。至于治狐
疝以蜘蛛散，虽很少应用，但有研究价值。

对蛔虫病本篇论述较详，所出方治，甘草粉蜜汤主治蛔虫心
痛，毒药不止；乌梅丸主治蛔厥，对证应用，效果极为显著。

妇人妊娠病脉证并治第二十

本篇论述妇人妊娠的证治。内容有妊娠的诊断、妊娠宿有癥病的证治，以及妊娠呕吐、腹痛、下血、小便病变、水气及癥病等，并出其方治；对安胎养胎，亦提出了办法。

从篇中内容来看，重点在于腹痛和下血。因为妊娠腹痛、下血，均能影响胎儿，甚至导致流产，所以在这方面的论述亦比较具体。

一、师曰：妇人得平脉①，阴脉②小弱，其人渴，不能食，无寒热，名妊娠，桂枝汤主之方见下利中。于法六十日当有此证，设有医治逆者，却一月加吐下者，则绝之。

【校勘】
《金匮要略心典》"渴"作"呕"。

【词解】
①　平脉：是平和无病的脉象。

② 阴脉：指尺部脉。

释　义　本条论述妇人妊娠的脉证。妇人经停以后，诊得平和之脉，惟尺部脉象较关前稍见小弱，同时又见作呕、不能食等证，是为恶阻现象，亦称为妊娠反应。因身无寒热，知病不属外感，而为妊娠之证。妇人初妊，即出现上述诸症，是由脾胃不和之故，这时可用桂枝汤以调和之。

一般妊娠反应，大都在二个月左右，出现呕恶、厌食等症，通常称为恶阻。假如在受孕时治疗不当，伤损中气，那么病者在一个月左右，就可见到本证，且病情往往增剧，见有吐泻症状，此时应随证施治，杜绝病根，不必泥于安胎之说。

"阴脉小弱"，前人解释为妊娠初期，胎气未盛，阴分不足，故阴脉比阳脉小弱。但临床诊察，每以尺脉滑者断为妊娠，所以《素问·阴阳别论篇》说："阴搏阳别，谓之有子。"

妊娠初期，并无寒热外感，而用桂枝汤治疗，似与《伤寒论》用法不同。其实桂枝汤的作用很广，外感用此，可以解肌调和营卫；杂病用此，又能化气调和阴阳。按临床体验，桂枝汤用于妊娠初期，胃气虚弱者颇效；若胃中有热，心烦作呕者，则不适合。

二、妇人宿有癥病①，经断未及三月，而得漏下②不止，胎动在脐上者，为癥痼害。妊娠六月动者，前三月经水利时，胎也。下血者，后断三月衃③也。所以血不止者，其癥不去故也，当下其癥，桂枝茯苓丸主之。

妇人妊娠病脉证并治第二十

257

桂枝茯苓丸方：

桂枝　茯苓　牡丹（去心）　芍药　桃仁（去皮尖，熬）各等分

上五味，末之，炼蜜和丸，如兔屎大，每日食前服一丸。不知，加至三丸。

【词解】

①　宿有癥病：谓旧有癥积之病。

②　漏下：经水停后，又续见下血，淋漓不断，谓之漏下。

③　衃：指色紫黑而晦暗的瘀血。

释　义　本条论述妊娠有癥病的证治。妇人本有癥病，现复受孕成胎，经停未到三月，由于癥病之故，忽又漏下不止，脐上胎动，这是癥病妨害胞胎，所以说是"癥痼害"。"妊娠六月动者……后断三月衃也"，《李今庸金匮要略讲稿》谓："其胎动在脐下，是胎已成六个月，其停经前三个月经水利时即已成胎。后三个月经水止时而其血被宿癥所阻，不能于胞中养胎，遂积以成衃。"癥积不去，漏下不会停止，只有去其宿癥，才能使新血得以养胎，故用桂枝茯苓丸，祛瘀化癥。方中桂枝通血脉，茯苓安正气，芍药调营，丹皮、桃仁活血化瘀，合而用之，实为祛瘀化癥的小剂；特别是炼蜜为丸，每服一至三丸，剂量很小，使下癥而不伤胎。

三、妇人怀娠六七月，脉弦发热，其胎愈胀，腹痛恶寒者，少腹如扇①，所以然者，子藏②开故也，当以附子汤温其藏。方未见。

【词解】

① 少腹如扇：谓少腹作冷如被风吹之状。

② 子藏：即子宫。

释　义　本条论述妊娠阳虚寒盛的腹痛证治。妊娠至六七月时，忽见脉弦发热，腹痛恶寒，并自觉胎愈胀大，少腹作冷，有如被扇之状，这是阳虚寒盛，阴寒侵害胞胎之故。因为脉见弦象，可知发热非外感而为虚阳外浮；恶寒而少腹为甚，这是阴寒内甚，阳虚不能温煦胞宫；阳虚阴盛，所以腹痛胎胀。此时处理，急当温阳祛寒，暖宫安胎，宜用附子汤。

附子汤方未见，前人注解，皆谓可用《伤寒论·少阴篇》附子汤（炮附子二枚，茯苓、芍药各三两，白术四两，人参二两）。但附子有破坚堕胎之弊，而阳虚又必须用此，应辨证精确，方可使用。

又，有人用本方重剂煎汤温洗或热敷以治疗本证，收效亦显。

四、师曰：妇人有漏下者，有半产后因续下血都不绝者，有妊娠下血者，假令妊娠腹中痛，为胞阻，胶艾汤主之。

胶艾汤方： 一方加干姜一两。胡氏治妇人胞动，无干姜。

川芎　阿胶　甘草各二两　艾叶　当归各三两　芍药四两　干地黄六两

上七味，以水五升，清酒三升，合煮取三升，去滓，内胶，令消尽，温服一升，日三服。不差，更作。

释　义　本条论述妇人三种下血的证治。妇人下血，常见三种病情：一为经水淋漓不断的漏下；一为半产后继续下血不止；一为妊娠胞阻下血而不由于癥积者。这些下血，病因虽有不同，而其病机则皆属于冲任脉虚，阴气不能内守之故。临床处理，调其冲任，固经补血，可以胶艾汤一方统治之。方中地、芍、归、芎和血养血，阿胶养阴止血，艾叶温经暖胞，甘草调和诸药，清酒以行药势，合而用之，可以和血止血，亦可以暖宫调经，更可以治腹痛、安胎儿，所以本方为妇科中常用之剂。

"假令"二字，是承上文而言，谓假使妊娠下血，而又腹中痛者，此为胞阻。因冲任失调，血液下漏，不能入胞以养胎儿，阻碍其正常发育，所以称为"胞阻"，亦有称为"胞漏"者，意义相同。

五、妇人怀娠，腹中疠痛[①]，当归芍药散主之。

当归芍药散方：

当归三两　芍药一斤　川芎半斤（一作三两）　茯苓四两　泽泻半斤　白术四两

上六味，杵为散，取方寸匕，酒和，日三服。

【词解】

①　疠痛：疠痛，是腹中拘急，绵绵作痛。

释　义　本条论述妊娠后脾气虚弱，肝气不调，形成肝脾不和的证治。肝气不调，则多郁多结横逆之变；脾气虚弱，每易湿胜生肿。因此，常见腹中拘急、绵绵作痛、小便不利、足跗浮肿等证。治以当归芍药散。方中重用芍药泻肝木而安脾土，合以归、芎调肝养血，白术补脾燥湿，配合苓、泽渗湿泄浊。如此，则肝脾两调，腹痛等证自愈。

六、妊娠呕吐不止，干姜人参半夏丸主之。

干姜人参半夏丸方：

干姜　人参各一两　半夏二两

上三味，末之，以生姜汁糊为丸，如梧桐子大，饮服十丸，日三服。

释　义　本条论述胃虚兼有寒饮的恶阻的证治。妊娠恶阻，呕吐不止，由于胃虚兼有寒饮，浊气上逆所致者，可用干姜人参半夏丸，以干姜温中散寒，人参扶正益气，半夏、姜汁蠲饮降逆，使中阳得振，寒饮蠲化，胃气顺降，则呕吐可止。

胃虚寒饮恶阻，呕吐很为顽固，所吐大都涎沫稀水，口不渴，有时亦喜热饮，并见头眩心悸，不能起床，起则呕吐益甚，脉弦苔滑等证，此时应用干姜人参半夏丸，最为合适，甚者可伍以桂枝、茯苓。假如属于胃热呕吐，吐势剧烈，呕恶声高者，《温热经纬》苏连饮（苏叶、黄连）可以选用；若胃热呕吐而见伤阴症状者，《金匮要略心典》引用《外台》方，青竹茹、橘皮、半夏、生姜、茯苓、麦冬、人参，可酌加枇杷叶、石斛等，疗效亦佳。

虚寒恶阻呕吐不止，往往不易受药，药入即吐，此时可用药粉舐服方法，即将药物研成细末，用舌频频舐服，可以使其受纳。

七、妊娠，小便难，饮食如故，当归贝母苦参丸主之。

当归贝母苦参丸方：男子加滑石半两。

当归　贝母　苦参各四两

上三味，末之，炼蜜丸如小豆大，饮服三丸，加至十丸。

释　义　本条论述妊娠小便难的证治。妊娠小便难而饮食一如常人，可知病不在中焦，而在下焦。由于怀孕以后，血虚有热，气郁化燥，膀胱津液不足，故致小便难而不爽。治以当归贝母苦参丸，用当归和血润燥，贝母利气解郁，兼治热淋，苦参利湿热、除热结，与贝母合用，又能清肺而散膀胱之郁热。总之，本方使血得润养，气化热除，则小便自能爽利。

又，本方有用于妊娠大便难者，亦取其滋润清热散结之功，适宜于肠道燥热之证。

八、妊娠有水气，身重，小便不利，洒淅恶寒，起即头眩，葵子茯苓散主之。

葵子茯苓散方：

葵子一升　茯苓三两

上二味，杵为散，饮服方寸匕，日三服，小便利则愈。

释　义　本条论述妊娠水气的证治。妊娠水气，为阴盛阳气不化之病。水盛身肿，所以身重；气化受阻，故小便不利；阳气不能外卫，故洒淅恶寒；水气内停，清阳不升，故起即头眩。治以葵子茯苓散，通窍利水，使小便通行，水有去路，阳气展布，则诸症可愈。

本证的形成，系由胎气的影响，气化受阻，小便不利而成水肿，所以不用温阳行水之剂，而取葵子之善于滑利窍道者，配以茯苓化气利水，这就是"通阳不在温，而在利小便"的方法。但葵子能滑胎，故用量很轻，方后注云"杵为散，饮服方寸匕，日三服"，应加注意。

上条与本条同为妊娠期小便发生病变，但上条是下焦血虚有热，气郁化燥，以致小便难，故治以养血清热散结；本条主要是气化受阻，小便不利而成水肿，故治以滑利窍道，化气利水之法，这是两者区别之点。

九、妇人妊娠，宜常服当归散主之。

当归散方：

当归　黄芩　芍药　川芎各一斤　白术半斤

上五味，杵为散，酒饮服方寸匕，日再服。妊娠常服即易产，胎无疾苦。产后百病悉主之。

释　义　妇人妊娠，最重视肝脾两经，以肝主藏血，血以养胎；脾主健运，化饮食而输精微。假如妊娠之后，因耗血多而血虚，血虚易生热；脾不健而失运，则饮食不为精微而湿留。在这种情况下，血虚湿热留聚，最易影响胎儿，用当归散很为合适。方中当归、芍药补肝养血，合川芎能舒气血之滞，白术健脾除湿，黄芩坚阴清热，合而用之，可以养血健脾，清化湿热，以奏安胎之效。

原文"常服"二字，应活看。具有上述病情，以致胎动不安者，固然可以常服，边调理肝脾，边清化湿热，为安胎保产之计；若胎儿正常，身亦无病，则不能泥于安胎之说，盲目常服本方或他药，非徒无益，反而有害。方后"妊娠常服即易产，胎无疾苦，产后百病悉主之"等说，亦未确。

后人常以白术、黄芩二味作为安胎要药，其法即源于此。但仅宜于脾弱湿热不化之证，非泛治之方，这点应该明确。

十、妊娠养胎，白术散主之。

白术散方：见《外台》。

白术四分　川芎四分　蜀椒三分（去汗）　牡蛎二分

上四味，杵为散，酒服一钱匕，日三服，夜一服。但苦痛，加芍药；心下毒痛，倍加川芎；心烦吐痛，不能食饮，加细辛一两，半夏大者二十枚。服之后，更以醋浆水服之。若呕，以醋浆水服之；复不解者，小麦汁服之。已后渴者，大麦粥服之。病虽愈，服之勿置。

释　义　由于妇人的体质不同，妊娠后每有寒化热化之变。前条是为血虚湿热不化之证出其方治，本条则属脾虚寒湿逗留，并出其治法。寒湿中阻，每见心腹时痛，有气撑逆，泛吐清涎，下白带，甚至胎动不安等证。本方以白术健脾燥湿，川芎和肝舒气，蜀椒温中散寒，牡蛎除湿利水；同时白术与川芎配合，有安胎养胎作用，蜀椒与牡蛎同用，又可以降逆固胎，故有健脾温中、除寒湿、安胎之功。

"妊娠养胎"是一句泛指词，但白术散并非广泛应用之方，临证应加分析。

当归散与白术散均为安胎之剂，治法亦同为调理肝脾。但前者侧重在肝，后者侧重在脾；前者为湿热不化，后者为寒湿逗留。同中有异，以此为辨。

十一、妇人伤胎，怀身腹满，不得小便，从腰以下重，如有水气状，怀身七月，太阴当养不养，此心气实，当刺泻劳宫及关元，小便微利则愈。见《玉函》。

释　义　《李今庸金匮要略讲稿》云："本条继上两条养胎方之后而论伤胎之症状、原因及其刺法。

（1）妇人伤胎……气状：妊娠七月，为手太阴肺脉养胎之时，心肺同居于上焦，如果心火偏盛，则肺金受灼，以致肺虚不能养胎，且使周身上下之气化不行，故发生腹满、不得小便、腰以下重而有如水气之状。

（2）怀身七月…则愈：怀妊七月，太阳肺当养胎之时，其病起于心火偏盛，而心与小肠相表里，所以刺泻心包之劳宫穴和小肠之募穴关元，使其实火泻，不能刑金，则肺复其主气之用，而自能养胎。"

按: 关元穴为孕妇禁刺之穴，刺之有堕胎的危险，故用时宜慎。

结　语

本篇论述妇人妊娠证治，归纳其主要精神如下。

妊娠呕吐，有脾虚与胃热之分，干姜人参半夏丸是治脾虚兼有寒饮的呕吐；对胃热呕吐，释义中补充了方证。至于妊娠呕不能食，多由于脾胃不和，可用桂枝汤以调和之。

妊娠腹痛，有因阳虚寒盛者，有因冲任虚寒者，有因肝脾不调者。阳虚寒盛，则宜温阳祛寒，用附子汤；冲任虚寒，则宜温经暖宫，用胶艾汤；肝脾不调，则宜调和肝脾，用当归芍药散。余如当归散、白术散，亦有调和肝脾，主治心腹疼痛之功。

妊娠下血，有由于癥病者，有由于冲任不调者。前者属瘀属实；后者属于虚寒，阳虚不能摄血。治疗方法，前者用桂枝茯苓丸，祛瘀化癥，使瘀血去而新血生，癥去则下血自止；后者用胶艾汤，温经补血，使血有统摄而不下泄。临床所见，下血每与腹痛兼见，胶艾汤既能止血，又能治腹痛，为妇科要方。

妊娠小便病变，有小便难与不利之分。前者多属于血虚有热，气郁化燥，故治以养血清热散结，用当归贝母苦参丸；后者多为气化受阻，小便不利，故治以通窍利水，用葵子茯苓散。至于这里的水气，是小便不利所致，若小便通利，水有去路，肿亦自消。

至于安胎、养胎，实为妊娠病证诊治的总要求。有病才致胎儿不安，去其病则胎自正常发育。这里虽举当归散与白术散二方，称为"常服""养胎"，其实上述诸方，都是通过治病以达到安胎的作用，所以对待安胎之说，不能笼统视之。

妇人产后病脉证治第二十一

本篇论述妇人产后的常见疾病。由于产后气血两虚，容易感受外邪以及其他疾患，所以篇中首先提出产后痉病、郁冒和大便难，其次论述产后腹痛、中风、下利以及烦乱呕逆等病证。

在治法上，处理产后疾病，必须照顾气血两虚的特点，但也应根据临床证候，全面分析，不可拘泥。

一、问曰：新产妇人有三病，一者病痉，二者病郁冒，三者大便难，何谓也？师曰：新产血虚，多汗出，喜中风，故令病痉；亡血复汗，寒多，故令郁冒；亡津液，胃燥，故大便难。

释　义　本条指出产妇最易发生三种疾患：痉病、郁冒和大便燥结。

痉病：由于产后失血过多，血液亏虚，营卫失调，必致腠理失固，汗出过多，抗力减弱，容易感染风邪。血虚不濡，则筋脉失养，这是产生痉病的内在因素，加以风邪侵入机体，又易化燥伤筋，因之痉挛抽搐等证随之而起，致成痉病。

郁冒：由于产后失血过多，汗出亦多，必致气血两虚，抗力减弱，则寒邪容易乘虚侵袭。邪盛正虚，不能外达，则反逆而上冲，形成郁冒。

大便难：由于产后血虚汗多，津液耗损较重，而致胃肠失濡，故见大便难。

以上三病的形成，其内因特点，都是由于产后血虚汗多，抗力减低。但外因不同，故发病情况亦异。如感受风邪，入里化燥伤津，筋脉失养，则为痉病；邪不外达，逆而上冲，则为郁冒；或虽无外邪侵犯，而内部津液枯燥，胃肠不濡，则为大便难。这三种病，在总的治疗原则上，都必须照顾到津液。

二、产妇郁冒，其脉微弱，呕不能食，大便反坚，但头汗出。所以然者，血虚而厥，厥而必冒。冒家欲解，必大汗出。以血虚下厥，孤阳上出，故头汗出。所以产妇喜汗出者，亡阴血虚，阳气独盛，故当汗出，阴阳乃复。大便坚，呕不能食，小柴胡汤主之。方见呕吐中。

释　义　本条论述产妇郁冒和大便难的脉因证治。新产妇人所发生的郁冒，在证候表现上是脉象微弱，呕吐不能食，大便坚，但头汗出。其原因是由于血虚，血虚则阴虚，阴虚则阳气偏盛，因此，上厥而为郁冒。如此时得汗，则郁冒得解。现在但头汗出，则郁冒不解。因为亡阴血虚，阳气偏盛，必须全身汗出，使其阳盛减退，然后阴阳才能达到平衡，所以说"故当汗出，阴阳乃复"。如大便坚，呕吐不能食，当用小柴胡汤和胃止呕，使津液得通，周身汗出，从而达到阴阳平衡、郁冒自解的目的。

本条所论述的郁冒，与产后血晕不同。小柴胡汤治疗郁冒，除具上述但头汗出、大便坚、呕不能食等症状外，当有舌苔薄白、周身无汗、寒热往来等症状。临床运用本方时，须变通加减；对形气过衰的病人，应该慎用。

三、病解能食，七八日更发热者，此为胃实，大承气汤主之。方见痉病中。

释　义　本条是承上文论述郁冒已解而成胃实的证治。病人服小柴胡汤后，郁冒之证已解，能进饮食，但经过七八日以后，又复发热，此为未尽的余邪与食相结，因而成为胃实。当用大承气汤攻下，荡涤实邪，不可泥于产后血虚，因而贻误病机。

所谓胃实，必有胃家实的脉证，然后才可以用大承气汤。本条除上述证象外，当有腹满痛、大便闭结、脉沉实等里实证。

四、产后腹中疗痛，当归生姜羊肉汤主之；并治腹中寒疝，虚劳不足。

当归生姜羊肉汤方：见寒疝中。

释　义　本条论述产后血虚内寒的腹痛证治。产后腹中痛，为血虚而寒动于中所致，其症状为腹中拘急，绵绵作痛，喜得温按，治以当归生姜羊肉汤。方中当归养血止痛，生姜温中散寒，羊肉补虚温中止痛。此方除能治产后血虚，因寒而发生的腹痛外，并可主治寒疝虚劳腹痛。

五、产后腹痛，烦满不得卧，枳实芍药散主之。

枳实芍药散方：

枳实（烧令黑，勿太过）　芍药等分

上二味，杵为散，服方寸匕，日三服，并主痈脓，以麦粥下之。

释　义　本条论述产后腹痛属实的证治。产后腹痛，不烦不满，病属里虚；今腹痛烦满不得卧，是属里实，这是由于产后气血郁滞所致。治用枳实芍药散，以枳实烧黑，能行血中之气；芍药和血以治腹痛；大麦粥和其胃气。这样气血得以宣通，则腹痛烦满诸症，自可消失。

六、师曰：产妇腹痛，法当以枳实芍药散，假令不愈者，此为腹中有干血著脐下，宜下瘀血汤主之；亦主经水不利。

下瘀血汤方：

大黄三两　桃仁二十枚　䗪虫二十枚（熬，去足）

上三味，末之，炼蜜和为四丸，以酒一升，煎一丸，取八合顿服之，新血下如豚肝。

释　义　本条论述产后瘀血腹痛的证治。产后腹痛，服枳实芍药散行气和血而不愈，是为干血凝着脐下，前方已不胜任。其证少腹痛，拒按，按之有块，即当攻坚破积，以除癥结，宜用下瘀血汤。方中大黄、桃仁、蟅虫攻血之力颇猛，用蜜为丸，是缓其药性而不使骤发，酒煎是取其引入血分。如因瘀结而致经水不利，亦可采用本方治疗。

当归生姜羊肉汤、枳实芍药散、下瘀血汤三方，同治产后腹中疼痛，但其间有属气、属血、属虚、属实的区别。如当归生姜羊肉汤主治血虚寒痛，其证腹中绵绵拘急而痛，喜得温按；枳实芍药散主治气滞血郁作痛，其证腹痛烦满不得卧，不能食，大便不畅；下瘀血汤主治瘀血内停，其证少腹痛，按之有硬块，脉沉结或沉涩等。临床运用，必须审辨。

七、产后七八日，无太阳证，少腹坚痛，此恶露^①不尽；不大便，烦躁发热，切脉微实，再倍发热，日晡时烦躁者，不食，食则谵语，至夜即愈，宜大承气汤主之。热在里，结在膀胱^②也。

【词解】

① 恶露：是分娩时应流出的瘀血。

② 膀胱：这里泛指下焦。

释　义　本条论述产后瘀血内阻兼阳明里实的证治。产后七八天，又无太阳表证，但见少腹坚痛，此为恶露不尽的证候；如见不大便，烦躁发热，脉微实，且在日晡时烦躁发热更重等证象，这是邪在阳明。阳明胃实，故不欲食，食入即助胃热，热盛则影响神明而作谵语。入夜阴气复长，阳明气衰，所以谵语即愈。

"热在里，结在膀胱"句，是总结全条精神，即本证不独血结于下，且热聚于中。在治疗时，当先治其胃热，而后下其瘀血，所以宜大承气汤。热除之后，自当酌用下瘀血汤等方以去其瘀血。

八、产后风续续数十日不解，头微痛，恶寒，时时有热，心下闷，干呕，汗出，虽久，阳旦证续在耳，可与阳旦汤。

即桂枝汤，方见下利中。

释　义　本条论述产后中风持久不愈的证治。产后正虚，风邪外袭，其病在表。持续数十日不愈，见头微痛、恶寒、时发热、心下闷、干呕、汗出等证，为太阳表证不解，所以说"阳旦证续在"。由于太阳表证不解，虽然迁延日期很长，仍当以阳旦汤散表邪、调营卫为治。

九、产后中风，发热，面正赤，喘而头痛，竹叶汤主之。

竹叶汤方：

竹叶一把　葛根三两　防风　桔梗　桂枝　人参　甘草各一两　附子一枚（炮）　大枣十五枚　生姜五两

上十味，以水一斗，煮取二升半，分温三服，温覆使汗出。颈项强，用大附子一枚，破之如豆大，煎药扬去沫。呕者，加半夏半升洗。

释　义　本条论述产后中风而兼阳虚的证治。产后中风，发热头痛，为病邪在表。面正赤，气喘，为虚阳上越。病由产后正气大虚，复感风寒，形成正虚邪实的症状。治疗时若因其外邪而攻表，则浮阳易脱；若因其正气虚而补其里，则表证不解，故用竹叶汤祛邪兼以扶正。方用竹叶、葛根、桂枝、防风、桔梗以解外邪；人参、附子以固阳气；甘草、生姜、大枣以调和营卫，共收扶正祛邪、表里兼治的效果。

从以上三条，可以说明产后的治法，同样是以辨证为主，即有此病则用此药，不必拘泥于产后为虚，用药有所顾忌，而贻误病机。如证属阳明里实，虽产后七八日，仍可径用大承气汤以攻下；产后表有风邪，虽持续数十日，亦可用阳旦汤以解表邪；产后阳虚挟有风邪，则用竹叶汤表里兼治。这都说明治疗产后病，仍是以临床证候为依据的。

十、妇人乳中虚，烦乱呕逆，安中益气，竹皮大丸主之。

竹皮大丸方：

生竹茹二分　石膏二分　桂枝一分　甘草七分　白薇一分

上五味，末之，枣肉和丸弹子大，以饮服一丸，日三夜二服。有热者倍白薇，烦喘者加柏实一分。

释　义　本条论述妇人在哺乳期中，乳汁去多，阴血不足，中气亦虚。阴血少则火扰而心中烦乱，中气虚则胃气上冲而呕逆。治用"安中益气"之法，以竹皮大丸主之。方中竹茹、石膏甘寒清胃；桂枝、甘草辛甘化气；白薇性寒退虚热；枣肉补益中焦，和丸缓调。其热气重者，倍加白薇助其清解；烦喘者，加柏实以宁心润肺。

十一、产后下利虚极，白头翁加甘草阿胶汤主之。

白头翁加甘草阿胶汤方：

白头翁　甘草　阿胶各二两　秦皮　黄连　柏皮各三两

上六味，以水七升，煮取二升半，内胶令消尽，分温三服。

释义　本条指出产后下利的治法。由于产后气血两虚，更兼下利伤阴，所以说"下利虚极"。白头翁汤为治疗热利下重的主方，从药测证，本条所论产后下利，当是便脓血的痢疾，并伴有发热腹痛、里急后重等证象，故用白头翁汤苦寒清热，加阿胶养血，甘草缓中。本方除治产后热利下重外，凡属阴虚血弱而病热利下重的，均可使用。

附方

《千金》三物黄芩汤：治妇人在草蓐，自发露得风，四肢苦烦热，头痛者与小柴胡汤；头不痛但烦者，此汤主之。

黄芩一两　苦参二两　干地黄四两

上三味，以水八升，煮取二升，温服一升，多吐下虫。

《千金》内补当归建中汤：治妇人产后虚羸不足，腹中刺痛不止，吸吸少气，或苦少腹中急，摩痛引腰背，不能食饮。产后一月，日得服四五剂为善，令人强壮宜。

当归四两　桂枝三两　芍药六两　生姜三两　甘草二

两　大枣十二枚

上六味，以水一斗，煮取三升，分温三服，一日令尽。
若大虚，加饴糖六两，汤成内之，于火上煖令饴消。若
去血过多，崩伤内衄不止，加地黄六两，阿胶二两，合
八味，汤成内阿胶。若无当归，以川芎代之。若无生姜，
以干姜代之。

结　语

本篇论述妇人产后常见疾病的证治，篇中首先提出产后血虚
多汗为其特点。

由于产后亡血伤津，抗力减弱，感染风邪，则成痓病；寒
邪乘虚侵袭，则为郁冒；肠胃失濡，则大便难。在治疗上，根
据亡血伤津和各个病证的特性，采用各种不同的治法，但总的
原则，都必须照顾到津液，所以恢复阴津，是治疗产后三大病
的关键。

产后腹痛，是最常见的疾患。其发病情况，约有以下三种：
一是血虚内寒，治以当归生姜羊肉汤，散寒补虚益血。二是
气血郁滞，治以枳实芍药散，破气散结，宣通气血。三是瘀血内停，
治以下瘀血汤，逐瘀止痛。其中有气血虚实的不同，应善为分析。

此外，篇中用安中益气之竹皮大丸以止烦乱呕逆，用养阴

清热之白头翁加甘草阿胶汤以治下利虚极，用大承气汤以治产后胃实大便难，用阳旦汤以治产后中风连续数十日不解等法，都体现了辨证施治的精神，既不拘泥于产后禁忌，又照顾到产后特点。

妇人杂病脉证并治第二十二

本篇论述妇人杂病的病因、证候及治法。在内容上，包括了热入血室、经水不利、带下、漏下、腹痛、藏躁、转胞、阴吹、阴疮等十多种疾病。在病因上，提出了虚、冷、结气为常见的三种原因。

妇人杂病的治疗，应先注重调经，所以有关月经的证治，本篇论述得较为详细，但其中也包括一部分因胎产所引起的疾病。

从篇中治疗的方法上看，是多种多样的。内治法中有汤剂、丸剂、散剂和酒剂；外治法中也有纳入阴道的坐药（包括丸剂和散剂），洗涤阴疮的汤剂，通利大便的润导剂等等。

一、妇人中风，七八日续来寒热，发作有时，经水适断，此为热入血室，其血必结，故使如疟状，发作有时，小柴胡汤主之。方见呕吐中。

释　义　太阳中风，为时已七八日，应无寒热，今续来寒热，发作有时，乃因经水适断，外邪乘虚入血室，与血相搏，而致血结不行。血室内属于肝，肝与胆相表里，故见寒热如疟状之少阳证。治以小柴胡汤清肝胆之热，从而散血室之结。

二、妇人伤寒发热，经水适来，昼日明了，暮则谵语，如见鬼状者，此为热入血室，治之无犯胃气及上二焦，必自愈。

释　义　本条论述妇人患伤寒发热时，经水适来，外邪乘虚袭入血室的证治。与上条比较，出现日间神志清楚，入暮则谵语狂妄，其症状更严重。谵语由于血结，不可误为阳明府实而用下法，亦不可从上焦论治，应根据"经水适来""此为热入血室"等句，从下焦着手，病必自愈，但并非不用药物而待其自愈。至于具体方治，可参照上条酌加祛瘀之药。

三、妇人中风，发热恶寒，经水适来，得之七八日，热除，脉迟，身凉和，胸胁满，如结胸状，谵语者，此为热入血室也，当刺期门，随其实而取之。

释　义　本条亦为论述热入血室一证，但情况与前两条又有区别。妇人中风，发热恶寒，经水适来，热邪乘虚袭入血室。得之已七八日，故表证罢而出现热除、脉迟、身凉和等无外热之征，但由于瘀热尚结于血室，故见胸胁满痛有如结胸及谵语等证。血室属肝，期门为肝经之募穴，故刺之以泻其实而清瘀热。

四、阳明病，下血谵语者，此为热入血室，但头汗出，当刺期门，随其实而泻之，濈然汗出者愈。

释　义　以上三条所述的热入血室证，均与经水适来、适断有关。本条进一步说明妇人若患阳明病，由于里热太盛，虽不值经期，热邪亦可陷入血室，出现下血谵语、但头汗出等里热熏蒸、迫血妄行的症状。既已热入血室，则治疗即可按照上条处理，刺期门以泻实热，使周身汗出而愈。

五、妇人咽中如有炙脔①，半夏厚朴汤主之。

半夏厚朴汤方：

半夏一升　厚朴三两　茯苓四两　生姜五两　干苏叶二两

上五味，以水七升，煮取四升，分温四服，日三夜一服。

【词解】

①　炙脔：肉切成块名脔。炙脔，即烤肉块。

释　义　本条论述妇人咽中痰凝气滞的证治。本病的发生，多由于七情郁结，痰凝气滞，上逆于咽喉之间；在证候表现上，咽中自觉有物阻塞，咯之不出，咽之不下，后人称为"梅核气"。治用半夏厚朴汤，开结化痰以降逆气。

六、妇人藏躁，喜悲伤欲哭，象如神灵所作，数欠伸，甘麦大枣汤主之。

甘麦大枣汤方：

甘草三两　　小麦一升　　大枣十枚

上三味，以水六升，煮取三升，温分三服。亦补脾气。

释　义　本条论述藏躁的证治。由于内藏阴液不足，以致发为藏躁，出现悲伤欲哭，精神失常，周身疲惫，数欠伸的证象。治用甘麦大枣汤，以小麦养心气，甘草、大枣以润燥缓急。

藏躁不拘于妇人，男子亦有患此者。其发病原因，多由情志抑郁或思虑过度，心脾受损，致藏阴不足而成。临床证象，除无故悲伤、精神失常外，常伴有心烦不得眠、坐卧不安以及便秘等。本方在运用时，可酌加当归、白芍、茯神、枣仁、柏子仁、龙齿、牡蛎之属，则疗效更著。

七、妇人吐涎沫，医反下之，心下即痞，当先治其吐涎沫，小青龙汤主之；涎沫止，乃治痞，泻心汤主之。

小青龙汤方：<small>见肺痈中。</small>

泻心汤方：<small>见惊悸中。</small>

【校勘】

泻心汤，《千金要方》卷二十作"甘草泻心汤"。

释　义　本条指出误下成痞的先后治法。吐涎沫，本是上焦有寒饮，治应温散，而反误用攻下，伤其中气，心下即痞，此与伤寒下早成痞同理。虽经误下成痞，但犹吐涎沫，为上焦仍有寒饮的征象。治应先用小青龙汤温散上焦寒邪，俟涎沫止，再用甘草泻心汤以治中焦之痞。这样分先后施治，亦与伤寒表解乃可攻痞同例。

八、妇人之病，因虚、积冷、结气，为诸经水断绝，至有历年，血寒积结，胞门寒伤，经络凝坚。

在上呕吐涎唾，久成肺痈，形体损分①。在中盘结，绕脐寒疝；或两胁疼痛，与脏相连；或结热中，痛在关元，脉数无疮，肌若鱼鳞，时着男子，非止女身。在下未多，经候不匀，令阴掣痛，少腹恶寒；或引腰脊，下根气街，气冲急痛，膝胫疼烦；奄忽眩冒②，状如厥癫③；或有忧惨，悲伤多嗔④；此皆带下⑤，非有鬼神。

久则羸瘦，脉虚多寒；三十六病，千变万端；审脉阴阳，虚实紧弦；行其针药，治危得安；其虽同病，脉各异源；子当辨记，勿谓不然。

【词解】

① 损分：指虚损而上下病异，应有分辨。

② 奄忽眩冒：谓猝然发生眩冒。

③ 厥癫：昏厥癫狂一类的疾病。

④ 多嗔：谓时常发怒。

⑤ 带下：泛指妇人经带诸病。

释 义 本条论述妇人杂病的病因、病机和证治。第一段说明妇人杂病的病因，不外虚、冷、结气三方面。"虚"谓气虚血少，"积冷"谓久积冷气，"结气"谓气血郁结，三者皆能影响经水不调，而致停闭。日久则肾水寒而肝木不荣，血因冷滞而不流通，致郁结于内。胞门为寒气所伤，气滞血凝，故经络凝坚。

第二段说明病变在上、在中、在下的症状。在上则寒饮侵肺，呕吐涎唾，寒久郁而化热，乃成肺痈。遂致以虚羸之形体而患上实下虚之证，所以说形体损分。在中则寒邪盘结，绕脐寒疝，或两胁疼痛，与内藏相连着，皆属阴寒凝结、木郁乘土之病。或素禀阳盛，结为热中，痛在脐下关元，脉数，周身虽无疮疡痈毒，肌肤竟粗糙若鱼鳞，皆为内有瘀热，新血不荣之征。以上证候，不论男女均可出现，所以说"时着男子，非止女身"。在下则经候或前或后，每不应期而至，且经行不畅，阴中掣痛，少腹恶寒，或引腰脊，或连气街，冲气急痛，且膝胫亦疼烦；或奄忽眩冒，神志失常，状如厥癫；或有忧惨，悲伤多嗔。此皆属妇人带下之病。

第三段指出妇人杂病的论治方法。妇人带下之病，设不按法医疗，病久则形体羸瘦，脉虚多寒，三十六病，千变万端，皆由此起。医者应审脉之阴阳虚实紧弦，分别寒热，行其针药，治危得安。其证虽同，脉各异源，学者应辨别清楚。

九、问曰：妇人年五十所，病下利数十日不止，暮即发热，少腹里急，腹满，手掌烦热，唇口干燥，何也？师曰：此病属带下。何以故？曾经半产，瘀血在少腹不去。何以知之？其证唇口干燥，故知之。当以温经汤主之。

温经汤方：

吴茱萸三两　当归　芎䓖　芍药　人参　桂枝　阿胶　牡丹皮（去心）　生姜　甘草各二两　半夏半升　麦门冬一升（去心）

上十二味，以水一斗，煮取三升，分温三服。亦主妇人少腹寒，久不受胎；兼取崩中去血，或月水来过多，及至期不来。

【校勘】

"下利"的"利"字，《医宗金鉴》谓当是"血"字。

释　义　本条论述妇人由瘀血而引起崩漏的证治。妇人年五十许，冲任皆虚，经水应该停止，今复下血数十日不止，这属于带下病。由于病人曾经半产，少腹有残余的瘀血停留，致腹满里急。又因瘀血而引起漏血，这样更促使阴血的耗损。阴虚生内热，故现薄暮发热、手掌烦热等证象。瘀血不去，则新血不生，津液失于上濡，故唇口干燥。

由于本病为瘀血所引起，治当去其瘀血，但去瘀的方法，一般多为攻血下瘀，今病人年五十许，乃天癸已绝之时，攻下的药物不甚适宜，应用温经的方法，使瘀血得温而行。温经汤中以吴茱萸、生姜、桂枝温经暖宫，阿胶、当归、川芎、芍药、丹皮和营去瘀，麦冬、半夏润燥降逆，甘草、人参补益中气，此为养正祛邪的方剂，故亦主妇人少腹寒，久不受孕或月经不调等证。本方对于年老妇人因瘀血而致下利日久不愈的，用之亦颇有效。

十、带下经水不利，少腹满痛，经一月再见者，土瓜根散主之。

土瓜根散方：_{阴癞肿亦主之。}

土瓜根　芍药　桂枝　䗪虫各三两

上四味，杵为散，酒服方寸匕，日三服。

【校勘】

《本草纲目》王瓜下，于"经一月再见"句上补一"或"字。

释　义　本条论述因瘀血而引起月经不调的证治。经水不利或一月再见，多有留瘀，故致少腹满痛。治用土瓜根散，以桂枝、芍药调营，土瓜根、䗪虫破瘀，瘀去则月经自调。

十一、寸口脉弦而大，弦则为减，大则为芤，减则为寒，芤则为虚，虚寒相搏，此名曰革，妇人则半产漏下，旋覆花汤主之。

旋覆花汤方：_{见五脏风寒积聚篇。}

释　义　本条论述妇人半产漏下的脉象和治法，原文已见《血痹虚劳》篇中，但去"男子亡血失精"句，而用旋覆花汤主之，是专为妇人立法。弦减大芤，为虚寒之脉相搏，气血失调，用旋覆花汤疏肝散结，理血通络。

十二、妇人陷经①漏下黑不解，胶姜汤主之。_{臣亿等校诸本无胶姜汤方，想是前妊娠中胶艾汤。}

【词解】

① 陷经：经气下陷，漏血不止之谓。

释 义 本条论述妇人陷经的证治。妇人陷经，多为肝气郁结，冲任失调所致。经血寒冱，故漏下之血色见黑。胶姜汤方虽未见，然必有阿胶、干姜二物，则其温润调血之用，已见一端。

十三、妇人少腹满如敦①状，小便微难而不渴，生后②者，此为水与血俱结在血室也，大黄甘遂汤主之。

大黄甘遂汤方：

大黄四两　甘遂二两　阿胶二两

上三味，以水三升，煮取一升，顿服之，其血当下。

【词解】

① 敦：音对，是古代盛食物的器具，上下稍锐，中部肥大。

② 生后：指产后。

释 义 本条论述妇人水与血结在血室的证治。妇人少腹满，有蓄水与蓄血的区别：若满而小便自利，则为蓄血；满而小便不利、口渴，则为蓄水。今少腹满而小便微难，口不渴，且在产后，所以说是水与血俱结在血室。治用大黄甘遂汤。方中大黄、甘遂攻逐水与血之结，阿胶补虚养血，使邪去而正气即复，以达驱邪扶正的目的。

十四、妇人经水不利下，抵当汤主之。亦治男子膀胱满急有瘀血者。

抵当汤方：

水蛭三十个（熬）　虻虫三十枚（熬，去翅足）　桃仁二十个（去皮尖）　大黄三两（酒浸）

上四味，为末，以水五升，煮取三升，去滓，温服一升。

释　义　本条论述经水不利属于瘀结实证的治法。抵当汤中用水蛭、虻虫攻其瘀，大黄、桃仁下其血。

抵当汤为逐瘀峻剂，主治瘀结实证。从药测证，除经水不利下外，当有少腹硬满结痛、小便自利等瘀血证候。

十五、妇人经水闭不利，藏坚癖不止^①，中有干血，下白物，矾石丸主之。

矾石丸方：

矾石三分（烧）　杏仁一分

上二味，末之，炼蜜和丸枣核大，内藏中，剧者再内之。

【词解】

①　藏坚癖不止：谓胞宫内干血坚结不散。

释　义　本条指出因内有干血，阴中时下白带的外治法。由于经水闭塞，胞宫有干血不去，郁为湿热，久而腐化，以致时下白带。治宜先去其胞宫的湿热。用矾石丸为坐药，纳入阴中，除湿热以去白带。

矾石丸为局部外治的药物，能止白带，但不能去干血，因此在治疗时，尚须配合消瘀通经的内服药物，以图根除。如阴中有糜烂情况，就不宜使用本丸。

十六、妇人六十二种风，及腹中血气刺痛，红蓝花酒主之。

红蓝花酒方：_{疑非仲景方。}

红蓝花一两

上一味，以酒一大升，煎减半，顿服一半，未止再服。

释　义　本条指出妇人腹中血气刺痛的证治。六十二种风，泛指一切风邪病毒而言。妇人经后和产后，风邪最易袭入腹中，与血气相搏，以致腹中刺痛。治用红蓝花酒，以红蓝花活血止痛，酒亦能行血，血行风自灭，故方中不再用驱风药物。

十七、妇人腹中诸疾痛，当归芍药散主之。

当归芍药散方：_{见前妊娠中。}

释　义　本条指出妇人腹中诸痛的方治。妇人腹痛的发病原因，多由气滞血凝引起，或兼有水湿。治用当归芍药散，以当归行血养血，芍药破阴结而止痛，川芎疏肝解郁，白术、茯苓、泽泻培土除湿，使气血舒畅，则腹痛自愈。

十八、妇人腹中痛，小建中汤主之。

小建中汤方：_{见前虚劳中。}

释　义　本条指出妇人虚寒里急腹痛的证治。条文叙证简略，从药测证，应有腹痛喜按、心悸虚烦、面色无华、舌质淡红、脉涩而弦等症。用小建中汤的目的，在于补气生血，使脾胃健运，气血流畅，则腹痛自止。

十九、问曰：妇人病饮食如故，烦热不得卧，而反倚息者，何也？师曰：此名转胞①，不得溺也，以胞系了戾②，故致此病，但利小便则愈，宜肾气丸主之。方见虚劳中。

【词解】

① 胞：与"脬"同，即膀胱。

② 胞系了戾：谓膀胱之系缭绕不顺。

释 义 本条论述妇人转胞的证治。转胞的主证为脐下急痛，小便不通。由于病不在胃，故饮食如故。病在于膀胱，故不得溺。水气不化，阳浮于上，故烦热。水不得下行，故倚息不得卧。因肾气虚而影响胞系不顺，故名转胞。但当利其小便则愈。治用肾气丸，温肾以化膀胱之气，气化则溺出，而诸症悉解。

八味肾气丸，本书中述其主治证：一是虚劳小腹拘急，小便不利；二是消渴小便反多，饮一斗，小便亦一斗；三是短气有微饮；四是妇人转胞不得溺。以上诸证，究其原因，不外肾气微弱，水不化气。本方能温肾化气，使津液四布，则小便自能恢复正常。

二十、妇人阴寒，温阴中坐药，蛇床子散主之。

蛇床子散方：

蛇床子仁

上一味，末之，以白粉少许，和令相得，如枣大，绵裹内之，自然温。

释　义　本条指出寒湿带下的治法。条文中只提到阴寒，但从药测证，应有带下、腰中重坠、阴内瘙痒、病人自觉阴中冷等症状，故用蛇床子散作为坐药，直接温其受邪之处，以逐阴中寒湿。

二十一、少阴脉滑而数者，阴中即生疮，阴中蚀疮烂者，狼牙汤洗之。

狼牙汤方：

狼牙三两

上一味，以水四升，煮取半升，以绵缠筯如茧，浸汤沥阴中，日四遍。

释　义　本条论述因下焦湿热而阴中生疮的脉证和治法。少阴为肾脉，阴中为肾窍。脉滑数主有湿热，湿热聚于前阴，郁积腐蚀，致糜烂成疮。治用狼牙汤洗涤阴中，以燥湿清热。

二十二、胃气下泄，阴吹①而正喧②，此谷气之实也，膏发煎导之。

膏发煎方：见黄疸中。

【词解】

①　阴吹：谓前阴出声，如后阴矢气样。　、

②　正喧：谓其声连续不断。

释　义　本条论述阴吹的成因和证治。由于大便秘结，压迫阴道变窄，浊气通过狭窄之处，发出声音，这就成为阴吹而正喧。治用猪膏发煎，以润导大便，大便通则阴吹自然消失。

小儿疳虫蚀齿方：疑非仲景方。

雄黄　葶苈

上二味，末方，取腊月猪脂熔，以槐枝绵裹头四五枚，点药烙之。

结　语

本篇论述了妇人杂病的证治。除其中热入血室四条，与《伤寒论》原文完全相同，为外感病所引起外，篇中所论以月经病为最多。本篇论述的经水不利，大多由于瘀血所引起，故有土瓜根散、大黄甘遂汤、抵当汤等方之设。

其次为带下病。其发病原因约可分为湿热或寒湿两种，在治疗上分别指出用矾石丸或蛇床子散等外治法。

在漏下方面，本篇提出三种治法：一是用温经汤温经行瘀；二是用胶姜汤滋血温里；三是用旋覆花汤解郁行结。

篇中所论述的腹痛，亦为妇科常见疾病之一，由于病因不同

而治法各异。如因于风邪乘虚而入的，治宜红蓝花酒行血活血；由于血行不畅，兼有水气的，治宜当归芍药散通调气血、健脾化湿；由于中气虚寒的，治宜小建中汤补中生血。

此外，对藏躁、转胞、阴吹、阴中生疮以及妇人咽中如有炙脔等病所提出的处理方法，都很有价值。